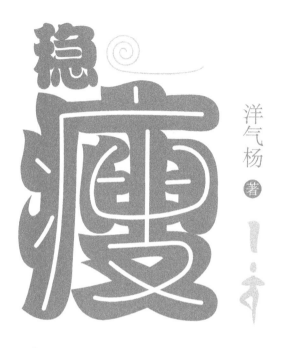

稳瘦

洋气杨 著

U0281059

电子工业出版社·
Publishing House of Electronics Industry
北京 · BEIJING

图书在版编目（CIP）数据

稳瘦 / 洋气杨著 . —北京：电子工业出版社，2023.5

ISBN 978-7-121-45412-7

Ⅰ. ①稳…　Ⅱ. ①洋…　Ⅲ. ①减肥－基本知识　Ⅳ. ① R161

中国国家版本馆 CIP 数据核字（2023）第 065074 号

责任编辑：于　兰
印　　刷：河北虎彩印刷有限公司
装　　订：河北虎彩印刷有限公司
出版发行：电子工业出版社
　　　　　北京市海淀区万寿路 173 信箱　　邮编：100036
开　　本：880×1230　1/32　印张：11.125　字数：267 千字
版　　次：2023 年 5 月第 1 版
印　　次：2025 年 4 月第 3 次印刷
定　　价：78.00 元

凡所购买电子工业出版社图书有缺损问题，请向购买书店调换。若书店售缺，请与本社发行部联系，联系及邮购电话：（010）88254888，88258888。

质量投诉请发邮件至 zlts@phei.com.cn，盗版侵权举报请发邮件至 dbqq@phei.com.cn。

本书咨询联系方式：QQ1069038421，yul@phei.com.cn。

减肥是科学吗

相信在好多人的生活里，减肥都唱着主旋律。我的前半生（偷笑），也是。

在我的记忆里，我上小学的时候就在减肥了。我从小都在控制饮食，早上起床要先锻炼再去上学，爸妈为了我减肥没少吃苦头。减了20多年，我终于在28岁的时候成功了。在我33岁这年，我要把这些年的经验总结出来分享给大家。

胖子遭遇过的，我也遭遇过。

虽然我胖，但我是个灵活的胖子，我还可以跳舞，只是比较尴尬的是，我穿不了大家都能穿的舞蹈服。于是，小学老师会把老师的衣服改成我可以穿的。

我住在四川宜宾的一个小县城。最让我开心的事情是，终于有一家服装店在卖适合我码数的衣服了，不然我只能去街边裁缝店定制一些谈不上什么样式的上衣和裤子。记得我有一套蓝色的夏天套装，裤子上破了个洞，我舍不得扔掉，求妈妈给我缝起来，因为我实在不想穿裁缝店定制的"老年款"衣服。

我很想当一回六一儿童节学校组织的联欢会的主持人，但因为我太胖了，跟另外三个小主持人不搭，所以被刷掉了。我自认为挺多才多艺的，能唱能跳能演，但总是有无数的声音在耳边响起——"这孩子太胖了"。

我从小就很怕上体育课，因为，如果你是一个瘦子，你跑不快、跳不高无所谓，但如果你是一个胖子，那你跑不快、跳不高就会被无情嘲笑。所以，如果明天有体育课，我当晚就会抑郁。那时候我整天盼着下雨，这样就可以不用做课间操，不用把我的肚子显出来了。

为了控制我的体重，妈妈设置了吃饭"门槛"，我的作业必须拿到三个五角星，我才可以吃肉，否则当天只能吃素。为了吃肉，我甚至有时会在作业本上自己画三个五角星。同时，家里也规定我每顿最多吃两碗米饭，我常常会偷偷把碗里的米饭压紧实一点儿，好像特别害怕等不到下顿饭我就会被饿死。我家是不会给我吃任何零食的，因为——胖子没有资格吃。

高三下学期，我长到了160多斤，我害怕因为太胖，上不了大学，于是我整个学期都不吃晚饭，而且会在每晚最后一节晚自习的时候偷偷出去跑步。在高考前体检的前两天，我全天只吃黄瓜。高考前体检，我的体重降到了138斤。

但等到大学入校体检的时候，我又长回到150多斤了。

大学寝室的所有人都不叫我的名字，而是叫我"胖娃儿"。

说这些细节是想表达，关于减肥的"人间疾苦"，我都经历过，市面上流行的各种减肥方法，我也都试过，健身卡都办了不下10张。最夸张的是，我一个好朋友欧阳过生日，大家都在大蓉和的包间里吃大鱼大肉，而我却默默地在一旁吃着厨师单独为我煮的白水海带丝（我要求的）。

我28岁的那次减肥，选择了网上流传甚广的"吃肉减肥法"，也就是生酮饮食。放心，这本书不是讲生酮饮食的。

从那时开始，我抱着做实验的心态放开吃肉，但我的体重却在不到两个月的时间里减轻了30多斤。这对我的世界观造成了巨大的冲击：从小为了减肥，我让自己尽量少吃肉、少摄入热量，还常给自己增加一些消耗热量的运动；但这几十天，我每天吃肉吃到饱，甚至把自己吃到有点恶心，不再压抑自己的食欲，结果我居然瘦了，瘦到了人生从来没有过的"低点"！也是从那时起，我开始认真学习健康知识，才知道自己以前的认知是多么愚蠢。

现在过了快6年多了，我不仅没有复胖，而且我现在的生活质量非常好，食欲超级稳定。4年前，我开始在网上分享我的瘦身经验。很多人跟着我的分享成功瘦身，同时也和我分享了他们的减肥心路。如果把这部分写成小说，一定非常精彩。

我们减肥失败都是因为某一次的绷不住，绷不住是因为我们之前的行为不当，而行为来自认知。所以，我不厌其烦地在网上分享减肥认知层面的东西，也帮很多人调整好了心态，成功减肥。

所以，这是一本对于减肥很有用的工具书，里面涉及了一些基础科学，但它一定不复杂，因为我本人就不是一个天资聪颖的人。

我会从减肥最基本的认知讲起，对身体的认知，对食物的认知，对减肥这件事情本身的认知，对传统饮食观念的认知，对一些减肥里伪科学的认知，等等。

前3章作为本书的第1部分，旨在为了打好减肥的认知基础。第2部分，也就是第4~6章，讲到了具体的减肥方法，以及从减肥开始到结束的整个管理流程，在这个完整的过程中涉及的心态问题、平台期问题、身体不良反应问题等都有详细的介绍。第3部分，即第7~8章，将减肥升华到健康管理的高度，并对网络上被高频次提到的相关减肥问题做了答疑。

推荐本书的一种阅读方法，你可以只阅读前3章，以及最后一章的答疑，然后根据自己的理解来安排日常健康饮食，并进行体重管理。这可能会帮你快速找出自己的专属定制方案。而本书的第4~7章，讲了很多条条框框的东西，可能会限制你的发挥。当然，如果你就是喜欢像完成作业一样来学习，那阅读第4~7章就非常有用了。

最后，本人是一个典型的文科生，没有医学或者营养学的专业背景，书里分享的内容基于我在减肥过程中通过网络或者书本习得的知识，以及自己的一些归纳总结。当然，我的团队中的营养老师和医学专业学生也帮我做了严格把关，确保书中不带有偏激和伪科学的理论。

由于通俗化表达的需求，文中部分表达可能缺乏严谨性，但实用性一定很足。如果内容有不妥当的地方，还请大家多包涵，也欢迎大家指正沟通。

接下来，让我们开启全新的体重管理之旅吧。

目 录
« Contents

CHAPTER
1 » 第1章
减肥不难，是顺便的事儿

CHAPTER

2 » 第 2 章
搞定身体自然瘦

CHAPTER

3 » 第3章
重塑减肥三观

CHAPTER

4 » 第4章
认识流行的减肥法

CHAPTER

5 » 第 5 章
减肥流程管理，让减肥持续

CHAPTER

6 » 第6章
可以为减肥加持的小细节

CHAPTER

7» 第7章
从体重管理迈向健康管理，与自己和解

CHAPTER

8 » 第8章
减肥疑难解答

APPENDIX

>> 第1章

减肥不难，
是顺便的事儿

这一章是最后才写的，因为我迟迟无从下笔。于是，我发朋友圈征询意见：大家最想在书的一开始看到什么内容呢？

大家说：

"希望解除焦虑。现在网上关于减肥的爆款内容就是制造焦虑，却不给方案。"

"希望能看到惊世骇俗、颠覆传统的观点，像看小说一样。"

"希望能够告诉我看完这本书后我能瘦几斤。"

"希望能看到一些鼓励的话，一些能反映肥胖者心声的话，能增加信心的话。"

…………

所以，我在书的一开始想表达的就是：最好的减肥，其实就是"顺便减个肥"。

你知道这事儿有多爽吗？

你不会说："我最近天天控制热量，吃得很清淡，同时还运动，终于变瘦了。"而会说："我最近天天大鱼大肉，'好吃懒做'，顺便还瘦了。"

不谦虚地说，这本书就是要讨论"顺便还瘦了"这件事儿的。

那这事儿能做到吗？能做到。难吗？也不难。

这本书想要教大家的，就是如何"顺便减个肥"。

一开始，我给自己起了个网名，叫"洋气杨TPC"。TPC就是two percent，2%。因为据说减肥能够成功的人只占2%。我希望看我的书减肥的人，都能在这2%之中，都能减肥成功。

回到主题，减肥成功的定义是什么呢？我认为，是维持理想体重两年以上。然而，如果努力做一件事持续两年，且这件事并非日常，那该多可怕？

有一种观点认为：减肥是女人一辈子的事。这句话等于说，减肥是一个日常项。日常项做起来通常是无感的且必须是无感的。比如，洗完脸后会自然而然地搽个护肤霜，脸才不会觉得干。所以，搽脸就是日常项。但减肥和搽脸不一样，我们会说"下周我一定要开始减肥了"，却不会说"下周我一定要开始搽脸了"。可见，其实在大多数人心里，减肥并不是一个日常项，它特殊、费劲。

所以，我们对减肥的焦虑其实主要源于大家觉得它太是个事儿了。一说到减肥，大家就觉得火锅、烧烤吃不成了，最好少去约会、聚餐，更别说应酬了，因为还得喝酒。在家庭聚会上，长辈一让多吃点，大家就焦虑。逢年过节，汤圆、粽子、月饼轮着来，在四川，甚至连祭祀祖先都要吃清明草粑粑，顺便还要切点腊肉带着——这些都会让人觉得对减肥很不友好。

我经常听想减肥的人说："老师，我下个月旅行完就开始认真减肥，到时候提前跟您约课。""老师，我这个月过完生日就开始减肥，绝对不会再乱吃了。"或者已经在减肥的人说："老师，我下个星期过生日，要吃蛋糕，怎么防止长胖啊？"

可见，减肥被搞得太不日常了，所以它才难，真难。而这本书就是要告诉大家一个技巧——如何把减肥变成日常项。

1.1
"瘦商"，你有吗

我并没有考上重点大学，就读的学校学费还有点高。我当时问我妈："你为啥不支持我复读啊？"我妈说："你没有读书的天赋。"知子莫若母！

我们已经接受了一些事实，比如，有的人智商高，有读书的天赋，他们可以随时随地学习，不用像我们这些"普通人"需要花大量时间去图书馆或者通宵熬夜复习才能取得好成绩，他们甚至在学习之余还能有时间和精力去打游戏或者游历世界。我们通常会给这类人贴个标签：智商高。

所以，面对减肥这件事，我们首先需要具备的是啥？是"瘦商"！它代表着你能自如地把减肥和生活糅合在一起。

虽然听起来有点不好听，但用起来却妙不可言。

1.1.1　什么叫"瘦商"

"瘦商"，其实就是一种认知。

以我为例，我从小就是个胖子，每次出去聚餐都会默默"抢"

吃。走进一家餐馆，我会先观察，如果坐这桌，服务员会从哪个位置上菜，然后我会自然、不慌不忙地迅速坐到这个"食王"之位。这样，我总能第一时间"抢到"最好的那块肉塞进嘴里。

以前的我对食物天生有一种"怕吃不到、怕吃不够"的认知，所以大大小小的饭局我都吃得超快，经常一不小心就吃撑。而同桌中总有一个瘦子，他会说："啊？那道菜我都还没吃到呢，怎么就没有了？可不可以再来一份？"听到这话，我心里乐开了花。而当这道菜再次被端上来之后，我发现，那个瘦子其实只吃一两口就好了，而我，又默默吃了很多。

在认真研究减肥后我才知道，这种差别源于对食物的不同认知。不正确的认知决定了我和食物之间的糟糕关系，我很难细嚼慢咽，总是控制不住地吃很多，于是我越吃越胖。而瘦子因为对食物有强烈的满足感，所以他不仅会吃，而且会仔细品尝，但绝不多吃。而我，吃得再多，依然无法说出这块肉的滋味如何，我只是把肚子塞满了而已。

在老家，我有一个非常要好的朋友，她特别喜欢吃美食，但她是个瘦子。她每次到成都都会带着我去找好吃的。她非常渴望美食，但每次我们吃东西，狼吞虎咽、快速吃完的那个人总是我，而她则是一边吵着要吃到最后，一边又吃不了几口就放下了筷子。瘦子都是这样吧？

我也曾试着去模仿瘦子，逼迫自己吃饭多嚼几口，克制自己想吃的欲望，努力做到不把蛋糕吃光，但我总觉得很别扭，心里跟猫挠了一样。

后来我终于知道：其实，瘦子的饮食方式代表的是一种生活态度，是认知造就了行为，如果没有认知，只模仿行为，注定无济于事。

从小到大我对食物的认知是："我胖，所以平常吃得很克制，如果不趁聚餐时多吃一点，那就没机会了。""我下周要开始减肥了，如果这周不多吃一点，以后就吃不到了。""现在过年，如果不多吃一点，就只能等到明年了。"因为总被人说胖，我就对自己说"米饭不能吃超过两碗"，但我会在加饭的时候，偷偷把碗里的米饭压紧、压实。

对食物的认知和如何与食物相处，就是"瘦商"的一个方面。"认知决定行为"这句话，就是在强调一定要重视认知，而本书1～3章都在讲认知，从第4章开始才会讲真正的方法，因为认知决定了你在日常吃饭（我不说减肥）的过程中是否能够拥有健康的行为。只有行为健康，才能达到"顺便减个肥"的目的。

但我保证，这本书会提供非常好的方法。

那"瘦商"还包括些什么呢？一，对健康饮食知识的认知。我说的这些知识，不是10000小时定律之类的，而是基本的营养素都有哪些，它们对应哪些常见的食物，吃进去之后这些食物会如何影响我们的代谢，等等，这些知识后文都会涉及。二，减肥期间心理调节的能力。其实心理问题大多也源于认知，有一种治疗方法就叫认知心理疗法。后文也会介绍到一些心理调节技巧。

1.1.2　不拒绝改变认知，才能提升"瘦商"

很多人是不愿意听大道理的，而我的很多短视频下面也有"废话那么多，啥也没说"这类的留言。我知道，大家就是想要拿到一个食谱，直接被告知早中晚饭该怎么吃就好了。可这就会出现我刚才说的现象：试着去模仿瘦子的行为，但感觉太别扭了，因为那不是真实的自己。所以，我们需要改变的是认知，有了正确的认知，才能够做出发自内心的行为。

我的认知转变是从生酮饮食开始的。之前的传统认知一直告诉我，要少吃多动才能瘦，吃肉会胖出天际。但在几乎绝食3天后，我就受不了了，无奈之下，便决定试一试这个所谓的"吃肉减肥法"。我每天大鱼大肉地吃，原想着胖就胖吧，可结果却瘦了，50天瘦了差不多30斤。这彻底颠覆了我的认知，这是我的"瘦商"的第一次提升。

在我坚持"吃肉减肥法"的差不多头两周，我每顿都会吃一大碗肉，当然也吃很多蔬菜，很快就瘦了10多斤。那时的我甚至一吃肉就有点恶心（这其实是生酮饮食引发的一些生理反应，适应就好了），而且第一次感到对肉的渴望减少了。但我知道，明天我还能吃到很多肉，直到饱为止。从害怕没肉吃，到知道天天都能吃肉，我逐渐建立了对食物的安全感。我就是在这样的认知改变中，慢慢修复和食物的关系的。我不认为所有人都适合用生酮饮食来减肥，但我因为它重新认知了和食物的关系，这便是我的收获。

而很多人在生酮饮食初期，由于身体大量排水，电解质流失，又没有及时补充，出现了一些不良反应，如浑身无力、肌肉酸痛、偏头痛、失眠、心跳强烈、便秘等，其实这些都是做好生酮饮食的前期准备后可以避免的。然而，很多人此时便会武断地认为生酮饮食有害。这里，我并不是鼓吹生酮饮食很完美，只是想表达：没有认知，会误会很多事儿。

就拿减肥的难题之一——控糖来说，控糖可能引发低血糖。所以，大多数人觉得吃糖可以解决低血糖的问题，却不知道低血糖其实是因为"吃糖"让血糖好像过山车一样波动造成的，以至于很多低血糖的人会跟倡导低糖饮食的人吵架，指责对方不考虑别人的健康。其实，这就是认知造成的分歧。

读书，就是改变认知的一个性价比最高的方法。

现在，我与食物的关系非常"融洽"。我有自己的饮食习惯，大多数时候一天只吃一顿饭，吃多了就会觉得非常不舒服。而且，我的食欲非常稳定，看爸妈在一旁吃饭我内心可以毫无波澜。

1.1.3　目前大众对减肥的认知是什么

"消耗的热量大于摄入的热量，就一定能瘦。"如果说这是目前大众对减肥的认知，应该没人反对吧？

不涉及科学，我只用逻辑来分析一下这个命题。首先我们把摄入的热量等同于吸收的热量了，要算热量缺口，看的是吸收的热量而不是通过嘴巴摄入的热量，吃进去的一定有损耗，比如消化不良和一些我们看不到去向的部分，所以"摄入多少热量"是算不清的。

其次身体有自己的想法，它会决定吃进来的东西是吸收还是代谢掉。比如，有的瘦子吃得多，但依然很瘦，这是因为身体在用一万种我们不知道的方法把热量"浪费"掉而不是储存起来。你去问问那些吃不胖的人是不是在吃多了以后会感到身体烫烫的，我采访过身边一群吃不胖的人，发现都是这样的，我猜测那是身体在"浪费"热量。而这只是身体对热量的调控手段之一，可能还有很多手段是你不知道的。

就像你小时候妈妈塞在你书包里的鸡蛋，可能被你送同桌了，也可能被你扔了，但妈妈会认为鸡蛋一定是进你的肚子里了，就像你认为你摄入的热量一定被身体吸收了。

还有一个误区集中在储存和消耗上：我们误认为多吃就会多储存，少吃多运动就会多消耗，就会燃烧脂肪。实际上，有的人吃很少，也运动，但体重掉得很慢，头发却掉得很快，这是因为身体要找一些方法来"节能"，而不长头发就可以节省下很多能量，不来月经也可以"节能"，免疫力下降也可以"节能"。

所以，不是能量守恒定律有误，而是能量在身体的"黑匣子"里经历了什么我们不知道，我们不能以简单的数学思维去减肥，因为身体并不像我们想象得那么讲道理。如果我们吃好、喝好、睡好，身体就会开启讲道理模式；但如果我们虐待它，比如少吃多运动，那它就会直接进入不讲道理模式。

而如果它正处于不讲道理模式，我们还要去跟它聊数学，那得到的结果只能是 1 + 1=0。

用身体的话讲就是："如果你节食，只摄入500大卡热量，虽然运动加基础代谢需要消耗1500大卡热量，但我就要把今天这500大卡热量全部储存起来，以防止明天没有进项，至于要消耗的那1500大卡，就脱点头发吧，或者让肠胃休息一下，别蠕动，大便也别排了，省劲儿又节能。"

如何解决这个问题呢？我们唯一能做的就是把身体调整到讲道理模式，然后再去给它上数学课。

当然，以上这些推理并不是绝对的。因为身体太聪明了，对于吃进去的东西、摄入的热量，它究竟如何用、用在哪里，是以某种方式代谢掉还是储存起来，甚至变成其他东西，我们肯定是不知道的。但有一点不变，那就是我们一定要尊重身体，不要对它不讲道理，而这也一定是要成为瘦子之前必须有的态度。

1.2
减肥就那么回事儿，四个要素

　　把身体调整到讲道理模式的过程就是我们专业上所说的体重管理。这个过程就是先把管理要素划分出来，然后按照优先级进行排序，让身体处于尽可能舒服的状态，再给它稍微施压。

　　一般来说，可以将管理要素划分为：重要但不紧急，重要且紧急，不重要也不紧急，不重要但紧急。在体重管理里，重要但不紧急的要素是热量，重要且紧急的要素是与胖瘦相关的激素，不重要也不紧急的要素是运动，不重要但紧急的要素是环境。

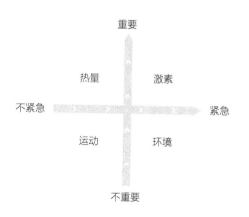

　　身体之所以会进入不讲道理模式，是因为热量的计算在体重管理中只是重要但不紧急的要素，我们只有先解决了重要且紧急的问

题，身体才会感到舒服，才会听从数学的安排。

所以，减肥时不要一开始就盯着重要但不紧急的要素——热量，除非你是一个特别健康的人，身体一直处于讲道理模式，否则，你跟身体不讲道理，那身体不会跟你讲道理，最终只能"不是你死，就是我亡"了。

1.2.1　热量——重要但不紧急的体重管理要素

你知道吗，在减肥这件事里，摄入的热量、吃的东西的多少的优先级是略微靠后的。

我经常做这样的假设，我每天摄入1500大卡热量就会长胖，那么如果这1500大卡的热量全部来自莜麦菜、菠菜，或者西蓝花，我会长胖吗？

每次我向咨询者提这个问题的时候，他们都会回答"不会"。

其实，我们很容易就可以找到这些逻辑的漏洞，但是大多数人却依然相信，因为加减法太简单了，而且乍一听很有道理——能量守恒啊！

我发现，不管是在短视频里还是在线下做一对一指导时，即便我把这一点（热量是重要但不紧急的要素）告诉大家，大家也都表示认同，但一回到现实生活中，大家还是会为"是不是吃得太多"而焦虑。

所以，"热量是重要但不紧急的要素"这个结论真的是认知的颠覆。

我爸妈身高都不足一米六，所以我的个子也不高，只有一米七，但不会有任何医生或专家告诉我："让补钙来得更猛烈些吧，那样你就会拥有像肖战一样的大长腿。"因为医生知道，刺激我骨骼生长的激素本身没有那么大的能耐。

如果一个女生去健身房，不会有健身教练对她说，要像彭于晏一样"举铁"和吃补剂，才能收获同样的肌肉，因为女性身体的激素跟男性不一样，不会因为同样高强度的训练而拥有与男性同等量的肌肉。

学医的人都知道：生长的关键在于激素。

上述长骨骼和长肌肉的例子，很形象地佐证了激素决定论，而非食量或者营养素决定论。

但是一说到减肥，人们就自然而然地认为：胖是因为吃多了，是因为身体摄入的热量大于消耗的热量。当然，他们也承认存在长不胖的人，对此他们给出的解释是：这是由体质决定的。其实，体质就是激素水平。

然而，长不胖的人因为体质而长不胖，那容易长胖的人的体质就不是体质，就不用关注了吗？这类人就只需要控制热量吗？

再以胰岛素抵抗（甚至同时伴随胖多囊）为例。如果胰岛素抵抗的问题不解决，那即便摄入很少的热量，做运动消耗很多的热量，减肥也都难以进行，因为胰岛素抵抗阻止了脂肪燃烧。一位科学家做过这样一个实验，实验中，他先给小白鼠体内注射大量胰岛素，然后再使小白鼠禁食直至它被饿死，经过解剖发现，小白鼠的血液里充满了胰岛素，但皮下依然存在厚厚的脂肪。可见，只要胰岛素"不放行"，脂肪就没有办法进入代谢通道，减肥也无从谈起。

综上所述，在体重管理中，热量只是一个重要但不紧急的影响要素。只有当身体进入一个比较平衡的状态后，控制热量才会有"开挂式"的效果。

1.2.2　激素——重要且紧急的体重管理要素

很多人说自己是因为内分泌紊乱才胖的，至于为什么紊乱，哪里紊乱，说不清楚。出现内分泌紊乱就容易长胖，是绝对正确的说法。前文提过，长胖是因为脂肪和糖的代谢功能出了问题，而这些问题与代谢类激素水平有很大关系。只要激素水平不在平衡状态，我们的主观努力和行为就会失效或者效果大打折扣。下面就介绍几种常见的代谢类激素。

- **胰岛素**

只要血液里的胰岛素比较多，脂肪就没有办法进入燃烧模式，而胰岛素过多也是减肥困难和减肥走弯路的最主要原因。

- **甲状腺激素**

甲状腺激素相当于身体代谢的开关，如果甲状腺功能减退，甲状腺激素分泌不足，即患上俗称的"甲减"，那么身体就没办法进入分解脂肪的模式，同时，全身的代谢也会随之变慢。据统计，中国有超过2亿人患有不同程度的甲减，其中肥胖者占大多数。

- **皮质醇**

皮质醇即压力激素。如果长期失眠熬夜，或者工作压力大、烦心事多，那皮质醇水平就会很高，身体也会随之进入储存模式。另外，很多人为了减肥吃得很少，运动量又很大，殊不知这样会导致皮质醇水平飙升，从而让减肥变得更难。所以，减肥并不是"越虐越好"，因为这样很容易把身体推到完全关闭分解开关的状态。

- 瘦素

瘦素是一种让我们能感觉到饱的激素。有的人总觉得吃不饱，一直想吃，那就是因为瘦素分泌不足。如果食欲不稳，减肥也是很难的。

还有很多激素与体重管理相关，后面的章节会做详细介绍。

1.2.3　运动——不重要也不紧急的体重管理要素

很多人觉得想减肥就一定要运动，但事实上，运动对于减肥来说，是不重要也不紧急的要素。

不难理解，塑形依赖运动，想要"蜜桃臀"就必须运动，想要好看的线条也必须运动，但如果只是想减肥，那么，运动既不重要也不紧急。

由于媒体和明星的错误引导，我们对于身材有了一些刻板的认知和向往，比如反手摸肚脐、锁骨放硬币、A4腰、漫画腰、筷子腿等。但这些并不是自然赋予人类的标准身材，而是人为刻意打造的形象，类似于以前的裹小脚。此外，体重基数特别大的人就更不适合运动减肥了，因为这样造成伤害的概率会变得很高。

放眼整个地球，只有人类会主动健身。

就拿猎豹来说。它有健硕的肌肉，它需要强大的爆发力和超快的速度来捕猎，但它是不会练习短跑的，更不会像短跑运动员那样使用各种器械和方法来训练肌肉的爆发力，因为它生来就具有这种能力，这是自然进化的结果。

而因为人类有了智慧，有了协作，大脑更加发达，所以自然赋予了人类耐力优先于爆发力的身形。只要不发生生长激素失调的状况，我们就会有稳定的体脂率和肌肉率，所以，我们以自然赋予我们的、最符合基因和体质的健康饮食习惯来吃东西，就可以达到体重管理的效果——体重正常，不胖也不瘦。

但客观来讲，由于现代科技的发展，我们走路、爬楼梯的机会大大减少了，因此可以安排一些基础的运动，但这是为了健康，而不是为了减肥。

所以，运动在体重管理中，就是"开心就做，不喜欢就算了"的地位，它对于减肥这件事儿，既不重要，也不紧急。

1.2.4　环境——不重要但紧急的体重管理要素

环境是有效的辅助要素，所以它不重要但紧急，可以将其理解为锦上添花的事儿。减肥的环境一方面是指所处的地域，主要涉及当地的饮食习惯和食材，另一方面则是指身边人，所以环境的影响是客观存在的，但不起决定作用。

我有一个学员，他突破平台期是在他去支教的时候。因为在山区支教，很难买到零食，所以他的饮食习惯很快就改变了，胰岛素的稳定程度提高了很多。

而一些有暴饮暴食习惯的同学，本来都"重新做人"了，开始好好吃饭，也没有刻意饿肚子，食欲也日趋稳定，但家里人喜欢在冰箱里囤放零食，结果他们本来只想尝一口，无奈却尝了一口又一口，根本停不下来。

对于减肥的人来说，如果处于一个适合的环境，那效果就会立竿见影。比如，由地中海沿岸的南欧各国以蔬菜、鱼类、五谷杂粮、豆类和橄榄油为主的饮食风格衍生出的地中海饮食，其饮食习惯和食材结构都是相对健康的，在此地域采用这种饮食方式的人发胖的概率是比较小的。

再比如，在减脂营，买不到零食，吃不到甜品，还有很多同伴一起，在这种无意识减肥的环境中，大部分人都能达到减肥的效果。

不管在哪种环境中，都有体重管理的成功人士，而其成功的关键与他在不同环境中的心态、沟通能力以及通过饮食控制激素水平的能力有关。

我不知道以上的内容算不算颠覆传统认知，但我希望我表达清楚了一些观点，那就是大家不要妄图通过饿肚子，主动多消耗热量来减肥，也不要在明明计算好热量的摄入远远低于消耗，却依然没有变瘦的时候怀疑自己或钻牛角尖。

同时，我也希望大家意识到，减肥绝对是一个自我成长的过程，是认知更新的过程。只有认知更新了，行为才会改变；行为改变了，才会有举重若轻的招数。

1.3
颠覆另一个减肥认知——自律

对于减肥，大家普遍还有一个根深蒂固的认知——自律。

我经常收到一些私信："老师，我白天可以很自律，不乱吃，但晚上就不行。"

微博上经常出现某女明星为了变瘦有多自律的热搜，让人坚信，为了减肥少吃多动就叫自律，之后很多人还会说："她都这么美了，还那么自律，再看看我，一点都控制不住自己！"把忍不住吃零食的自己"菲薄"为"不自律"。

如果自律真的就是简单的少吃多动，那我觉得自律这件事儿太廉价了，而且太不健康了。

1.3.1 自律在减肥里只占很小的权重

我是做自媒体的，有时候别人会来问我是怎么减肥成功的，期间也会聊到我的生活习惯，包括我为什么可以坚持日更，为什么可以在所有的节假日包括过年期间都不休息，等等。大家都把这些归为自律。然而，如果对于一个博主来说，每天按时起床、睡觉、学习、输出内容就一定能成功，那这个途径也实在太简单了。

很多人，在公司勤勤恳恳，从不迟到早退，非常自律，遵守公司的一切规章制度，但升职加薪的却可能是那个经常迟到、上班时不务正业，甚至大家都不太喜欢，却业绩爆棚的人。

说回减肥，很多人习惯于把一切的失控，比如多吃了零食、没有运动、吃太多等都归为不自律，并且觉得自己减肥不成功就是因为这些不自律。

姑且不论大众眼中的这个"自律"的概念是否正确，仅因为所谓的"不自律"而每天自我否定，那对自己而言就已经是莫大的伤害了，甚至可能会一步一步击垮自己。

从体重管理要素的角度来说，如果处于一个好的减肥环境，不用自律，自有他律；如果要调节激素水平，不是饿肚子不吃，而是要注意挑选一些能够调节激素水平的食物；如果不用塑形，完全可以不考虑做那些让人"头疼"的运动。

这么看来，减肥与所谓的"自律"还有什么重大的关系吗？

事实上，从科学的角度来说，那些少吃多动的自律都是表象的、不实用的。

所以，自律在减肥里占的权重很小。要实现"顺便减个肥"，根本不用靠自律，而要靠日常、靠习惯。

科比曾说他经常看到凌晨4点的纽约街头。我们会说他是因为自律，所以每天凌晨4点就起床打篮球吗？不会，我们只会将其称为"热爱"，因为热爱，所以科比将凌晨4点起床练成了习惯，这是日常的，也是无痛的。

而作为生物，我们没有办法将减肥里倡导的"热量差"饮食作为习惯，因为这本身就是反生物的，它不可能成为无痛的习惯。如果你的感觉是无痛的，那一定是因为身体关闭了部分功能，它自己节能了，这种情况短期无碍，但若长期如此，一定会产生不可逆转的伤害。

1.3.2　两种错误的自律

以下两种错误的自律，在我接触到的案例里十分常见，但实际上它们并不具备"顺便减个肥"的特性。

第一种叫作"假努力"。

过年回老家，一个亲戚跟我说："我按照你的方法，不吃米饭、面条，不但没有瘦，反而还长胖了。"

我说："那你吃粑粑（就是包子、馒头一类的食物）了吗？"她反问："粑粑都不能吃吗？"

她真的不懂吗？我猜她是懂的，她只是在自我安慰。

通过对肥胖者进行跟踪观察，专家发现了这样一个现象：肥胖者每天实际吃的东西比他们自认为的要多得多，而他们每天都说自己吃得真不多。这就是典型的假努力、假自律，这是一种不面对现实、刻意蒙蔽自己的行为。

第二种叫作"强迫"。我们来看一个规划。

- 早晨：7点起床，喝柠檬水，服用左旋肉碱，空腹运动；上午上班喝绿茶。

- 中午：蛋＋防弹咖啡＋钾镁片＋护肝片；午餐后休息，泡脚，午睡半小时；午睡后喝水，服用益生菌；下午上班喝红茶。
- 晚上：肉＋菜＋牛油果，无主食；晚餐后休息、运动；23点前睡觉。

这种规划是比较常见的，我的学员里也有不少人会把一周的食谱都写出来，甚至细化到每一顿饭吃什么。

但是，这并不叫自律，而叫强迫，这类人对自己的强迫规划和控制就是为了寻找安全感。

面对减肥的不确定性，如果有这样一个控制流程，减肥者心里可能会踏实一些，但无数案例表明，规划越细，崩溃的可能性就越大。

因为如果其中某一项被打乱了，减肥者心里就会感到不安；如果重要的某一项被打乱了，那减肥者的心态很可能就崩了。特别是，当坚持了一段时间后，某一天发生突发状况，不能按规划执行，比如要外食、要应酬、要聚会，等等，那这么久的坚持就"毁"了。不仅被迫放弃了当天的规划，而且那种随之而来的挫败感可能会让减肥者在接下来的一段时间直接"破罐子破摔"，好像要弥补之前"白吃的苦"一般。

又或者，如果自律了一段时间后发现体重并没有下降，那心态也极大概率会崩溃。不管承不承认，这种规划实际上就是自虐。身体和潜意识里觉得"我都这么委屈自己了，体重还不下降，我不干了"，然后，减肥者便会放纵生活，暴饮暴食，结果自然就又胖回去了。

记住：当规则过于强大时，人就会表现得弱势，就越容易"脆弱"和"犯规"。

选择性自律和压迫性自律都是减肥假自律。

1.3.3　减肥需要什么样的自律

减肥是一件系统性的事。

就像开车时，我们要自律，要遵守交通规则，但我们无法控制别人是否会自律，所以才要开发更完善的交通管理系统。而科学的交通管理系统是控制大方向的，比如规定靠右侧行驶，但不会规定必须走右侧第几条车道，驾驶者完全可以根据具体情况改变车道超车或者选择让别人先行。

同样，我们对于减肥的自律也应该从大方向上来把握。比如，可以要求自己在某段时间内尽量做到不摄入糖，但没必要对每一顿饭都确定好一道具体的不含糖的菜。

所以大家要记住：如果想对自己有要求，那只能给自己规定大方向，然后再顺着这个大方向，根据所处的具体环境去执行。比如，如果因为应酬要吃杭帮菜，可菜里会放糖怎么办？那就挑桌上放糖较少的菜吃，不要觉得这是打破了自律，更不要"破罐子破摔"。这是减肥过程中一定要有的认知，而且非常重要。

自律的标准是要根据自己的需求，而不是别人的行为来定的。

我给大家提一个自律的标准——知道自己保持身体健康需要什

么，而不是心理需要什么，如果心理需要的和健康（发展）需要的相冲突，那么整体上先满足健康需求。

举个例子，我想喝奶茶，但我正在减肥，饮食要健康，从我的健康和营养需求来说，我并不是很需要奶茶，但我心里特别想喝奶茶，那么在大多数情况下先保证满足健康需求，偶尔满足心理需求就足够了。

当然也有另外一些极端的人认为，人生苦短，为啥要活得这么憋屈？这种就叫自己给自己加戏，现实生活中哪有那么多苦短？

综上所述，自律应注意两点：关注大方向，实事求是地满足自己的健康需求。

>> 第2章

搞定身体
自然瘦

这一章会讲一些关于身体的认知，继续帮助大家提高"瘦商"，因为只有了解了身体，我们才能和身体好好对话。

在2020年大年初一的时候，我发了一条短视频，分享了一个观点——敬畏。有人一直问我："老师，怎样才能10天瘦10斤？"诸如此类的问题还有很多，我觉得极速瘦身也不是没有可能，但这种想法似乎对我们的身体缺少了一些敬畏之心。有些女生说："只要够狠，没有减不下去的肉！"话虽没错，但有点自大。

减肥，讲究的是与身体的和谐相处，我们需要把身体照顾得舒舒服服的。这跟撸猫是同样的道理——你得把猫撸舒服了，它才会乖乖地让你撸。

从本章开始，我会帮助大家来了解自己的身体，当然，绝非从生物学角度简单地了解。在科普认知的同时，我会介绍一些方法论。这样做的目的是提前帮助大家做一些准备，肃清思想上的障碍，在后面遇到减肥方法的时候，大家就会感觉清晰很多。

2.1
下丘脑

　　我相信，还有一部分人不知道，我们的体重确实是被设定好的。就好像在夏天，我们将空调温度设定在23℃，若打开空调，再打开窗，空调会一直使劲儿制冷；若关上窗，在制冷到23℃后空调就会进入休息状态。总之，温度一旦设定好了，空调就会努力平衡温度。而人体中负责"设定体重"的器官就是下丘脑。

2.1.1　体重定点理论

　　所谓体重定点理论，是指身体会根据基因、生活质量（包括压力水平、睡眠情况）、身体健康度（包括炎症情况等）、内分泌状况（比如胰岛素抵抗程度、皮质醇水平等）等设定一个安全的体重值和体脂率。脂肪是身体的"存款"，就像每个公司的财务要根据公司的营业现状设定公司一定需要多少安全存款一样。

　　从整体来说，这个理论不算冷门，很多现象也印证了体重定点理论。

　　比如，我们会在比较长的一段时间内保持着一个相对固定的体重，吃多点就长几斤，吃少点就掉几斤，但整体上会维持这个水平不变，时长至少6个月。

这个相对固定的体重就是体重定点，而体重定点是由下丘脑来掌管的。体重定点设定好了，体重就会比较稳定。

体重定点的设定会受以下几个因素的影响。

占最大权重的是基因和遗传因素。很多人天生就很难长胖，比如周冬雨，她再怎么吃都是个"纸片人"，让很多人羡慕。所以，如果追求"纸片人"的身材，首先要看老天爷是否"赏饭"吃。

此外，体内的激素水平也是一个重要因素。如果饮食习惯一直是偏向易瘦的，比如持续低胰岛素指数饮食，或者促乙酰化饮食（参考第4章介绍的激瘦饮食），或者高去甲肾上腺素饮食，那体重定点也会受到影响。

还有一个因素是生活质量，简单来说，就是跟饮食和运动情况、睡眠状况、压力状况等相关。如果生活质量不好，压力大，睡得少，身体产生危机感，那么体重定点就会设定得相对较高，因为身体需要储存脂肪和能量来应对不易的生活；如果生活质量比较好，那么体重定点就会设定得相对较低。

体重定点的浮动范围是上下10%。所以，人很难忽然长胖很多，或者忽然瘦很多，特别是减肥者减掉体重的10%左右之后，很大可能会遇到"大平台"，这也是体重定点机制在设法保全设定的数值的缘故。

有一些科学家持有这样的观点，即人的身体只会设定更高的体重定点，而无法记住较低的体重定点。对此我没有深入研究过，但就我个人体会而言，目前我的身体记住了比之前更低的体重定点。

青春期过后，我的体重基本保持在140斤上下（我每次减肥减到140斤就减不下去了，这是极限），但现在我的体重已经稳定在125斤左右。所以我觉得，只要持续时间够长，身体是可以记住较低的体重定点的。

从科学的角度来说，体重定点是人体的一种自我保护机制，因为如果体重一直升高或者一直下降，那将非常不利于生物生存。

2.1.2　下丘脑的其他影响

下丘脑是大脑和内分泌系统管辖的交汇地，对人体部分激素（包括性激素）和自主神经产生影响。性激素对女性月经的作用显而易见，而自主神经则对免疫力有影响，自主神经紊乱也可能造成脱发、月经紊乱、体重减不动等问题。我曾经采访白百何时谈到这个问题，她说她也遭遇过这样的情况——减肥死活减不动，去看过医生，被确诊为自主神经紊乱，后来是经过一系列调理与治疗，体重才继续下降的。

另外，人体内的皮质醇也是在下丘脑的指挥下产生的。一般情况下，当身体感受到压力时，比如饥饿、紧张、焦虑、暴躁、恐慌等时，下丘脑就会指挥肾上腺产生皮质醇来应对。但如果压力一直持续产生，皮质醇分泌过多，就会导致下丘脑指挥失灵，而性激素水平、自主神经，甚至其他一些组织器官的功能就会出现紊乱，进而引发月经不调、脱发等生理问题。

所以，减肥时一定要对身体好，要温柔，因为如果持续地节食、强烈地运动、每天多次称体重（上完厕所也要上个秤）、设定非常严苛的减肥标准，那么身体感受到的就会是持续的危机和压力，从而导致皮质醇水平长期偏高，而此时下丘脑就会直接"怀疑人生"，紊乱将必然产生了。至于月经和头发会怎样，那就不得而知了。

如果皮质醇水平持续偏高，身体还会启动保护模式把能量都储存下来，那么又何谈分解脂肪呢？

所以，一切有自虐倾向的行为都不适用于减肥。

至于减肥引起的月经不调、脱发等问题，如果不是因为节食导致的营养不良，那便都可将其归咎为压力太大。所以，不用一看到低碳水（我们有时用"碳水"来简称碳水化合物）饮食或者生酮饮食就心生抗拒，认为减少碳水就是与月经、头发甚至全天下女人为敌的，目前没有任何研究证明碳水和月经、头发有直接关系，它们发生问题也许只是因为高碳水饮食突然变成低碳水甚至无碳水饮食，下丘脑不高兴了而已。相反，女性的性激素合成需要脂肪和胆固醇的参与，为了减肥不敢吃肉才是大忌。碳水和月经、头发只有相关性，减碳水和月经、头发出问题不具备因果关系。

如果我们不了解任何减肥方法，那就先试着让自己身体放松、心情愉悦、睡眠充足，这样不但不会长胖，反而会瘦下来。

当然有一点需要明确，那就是身体的确有一些器官是能直接控制体重天平的，所以对身体好一些吧。

2.2
炎症

如果要盘点生活中那些让我们长胖的隐形凶手，那炎症，准确地说叫慢性炎症，一定是排在第一位的。大家对炎症的刻板印象可能集中在喉咙发炎、扁桃体化脓，或者胃炎、慢性肠胃炎、脑膜炎等一些叫得上名字的疾病上，其实这些都叫作急性炎症。急性炎症症状明确，并不可怕，而且它们不是长胖的帮凶。

我们今天要重点强调的是看不见的慢性炎症。

2.2.1　炎症为什么会导致发胖

比如，慢性炎症会引发胰岛素抵抗，而胰岛素抵抗就约等于发胖啊！

再比如，小时候，我们生病后，就会服用或注射一些抗生素，而如果抗生素用量过多，就会损害肠道微生物菌群，一旦这个生态遭到破坏，那我们就会变得容易长胖。所以，现在有些理论建议服用益生菌，令肠道菌群健康，从而达到管理体重的目的。

如果发胖了，那脂肪组织中就会产生一种巨噬细胞，这种细胞一旦被激活，便会大大增加身体的炎症表现。换句话说，体脂率高，炎症水平就更容易偏高。而炎症水平高可能引发胰岛素抵抗（容易长胖）或其他一些不良后果，进入长胖—炎症加重—再长胖的恶性循环。

2.2.2 我们是如何为炎症"推波助澜"的

最重要的一点就是吃。

在日常生活中，我们总会吃很多容易让炎症泛滥的东西。比如中国人传统的饮食习惯——每天早上、中午、晚上摄入精制碳水，使胰岛素大幅波动，而胰岛素波动就会提高身体的炎症水平。除此之外，当下很多年轻人喜欢喝奶茶，吃冰激凌，吃蛋糕、面包、饼干等高碳水加工食品，这也会为炎症"推波助澜"。

还有些人特别迷恋胰岛素指数很高的乳和乳制品，有人甚至把牛奶当水喝，这些都会增加身体炎症。

再比如，我们日常会大量使用菜籽油、花生油、玉米油等种子油，这些种子油的油脂大多是不饱和脂肪酸。不饱和脂肪酸的特点是结构不稳定，在烹饪时，特别是在加热过程中很容易发生质变，产生反式脂肪酸，而摄入反式脂肪酸就会给身体带来炎症。此外，种子油中还含有较多 ω-6 脂肪酸，如果人体摄入过多的 ω-6 脂肪酸，却没有同时摄入足量的 ω-3 脂肪酸，那么也会增加炎症负担。另外，我们吃的大多数加工食品，为了延长保质期，在制作过程中会使用氢化植物油，这也属于反式脂肪酸。

还有一点，经常熬夜、睡眠不足，也会引起身体炎症。

最后要说的是，如果身体已经有炎症，甚至已经出现了一些疼痛感，那么过大的工作或生活压力会加剧这些疼痛感和不舒适感，进而导致身体进入一个恶性循环。

2.2.3 慢性炎症有哪些表现

并不是非要发烧了或者胃痛了，才表示身体有炎症。

慢性炎症在临床上没有确诊标准，也没有治疗方案，但有一些表现，比如脑雾、年纪轻轻就记忆力下降、慢性疼痛（如偏头痛、习惯性头痛或每天早上起来背痛等）、类风湿性关节炎，甚至身体里的结节、增生都是从慢性炎症开始的。还有经常性过敏，觉得身体"不通透"但也说不清楚哪儿不舒服等，也是慢性炎症的表现。带着这些问题去找医生，只会被告知"你需要提高身体素质，加强锻炼"，别无其他治疗方案。

我有一些学员有偏头痛或习惯性头痛的问题，我建议他们每天使用生姜粉，因为生姜里有一百多种抗氧化物可以抵抗炎症。这个方法也是我国外的朋友告诉我的，他说："欧美国家偏头痛、习惯性头痛的发病率很高，找医生，没太好的办法，也不能老吃止痛药，所以很多人用生姜粉代替药物。"我的学员使用这个方法后明确给我反馈，说头痛问题有好转。

来自世界卫生组织的数据显示，全球每5个人中，就有3个人受慢性炎症的困扰。慢性炎症的病症包括了肥胖、胰岛素抵抗、"三高"、心脑血管疾病、糖尿病，甚至癌症。所以，千万不要忽略看不见的炎症。

2.2.4　如何降低身体的炎症负担

要降低身体的炎症负担，快速有效的解决方法，首先是采用低碳水饮食，少摄入碳水，或者把日常饮食里面的精制碳水换成富含膳食纤维的粗粮碳水，稳定血糖，稳定胰岛素。胰岛素稳定了，炎症因子就会不活跃，从而减少身体炎症。而减少碳水，身体会更多地采用脂肪供能，采用脂肪供能比采用糖供能更好，可以让线粒体暴露于氧化损伤反应中的概率降低30%～40%，产生更少的自由基。而人体90%以上的自由基来自线粒体，自由基会引发各种麻烦的小问题和炎症。所以，减少碳水摄入能起到抗炎的作用。

其次，可以在日常食用油里加入黄油、猪油等动物油，或多摄入橄榄油、椰子油、牛油果油等果实油，而少摄入种子油。如果涉及高温烹饪，请尽量选择动物油这种性质更稳定的含饱和脂肪酸的油脂。同时，可以在饮食中安排一定量的 ω-3 脂肪酸，因为它可以帮助我们很好地调节因过多摄入 ω-6 脂肪酸而带来的炎症。而"饱和脂肪酸会引发炎症"的前提是 ω-3 脂肪酸摄入过少和吃太多糖。我们可以每周安排吃2～3次深海鱼，也可以购买专门的 ω-3 脂肪酸补剂，具体内容会在后面的章节里详细介绍。

再次，学习一些基础的营养学知识，比如如何一眼识别反式脂肪酸，这样可以在购买加工食品时很好地"避雷"。在后文中，我还会给大家讲哪些是常见的反式脂肪酸，但远离反式脂肪酸最根本的办法是，吃优质的原型食物，不吃过多加工食品，养成健康的饮食习惯。

最后，改善不良的生活习惯，如熬夜等。如果能够再学习一些情绪调节、情绪管理的方法，便可以更有效地降低焦虑感。压力降低，炎症就会减少，身体的舒适度会随之提高，睡眠变好，情绪得到舒缓，很多人就是在这种状况下减肥成功的。

所以，虽然才进入本书的第2章，但我们已经在验证一个观点了——减肥真正减掉的是不健康的生活习惯和饮食偏好。

2.3
胰岛素

终于说到了减肥要攻克的"大敌"——胰岛素。我把它称为减肥里最大的杠杆：摄入同样多的热量，胰岛素分泌多则长得胖，胰岛素分泌少则利于减肥。

胰岛素是医学界的一个伟大发现。胰岛素水平是否正常、敏感度是否正常，与脂肪和糖的代谢都有密切的关系。

机缘巧合，我常接触一些健身界或者营养界的能人异士。在跟他们聊天的过程中，我发现他们都会认同：减肥最重要的是稳定血糖。有一本书叫《饮食术》，其中反复强调：健康饮食就是要稳定血糖。

血糖和胰岛素几乎就是共生关系：摄入糖过多，血糖飙升后身体马上就会分泌大量胰岛素来降血糖，把血糖维持在一个平稳的状态。

接下来，我们解释一下稳定胰岛素对减肥的重要作用。

2.3.1 胰岛素是减肥开关

研究证明，只有当胰岛素停止分泌，其水平开始下降时，身体才会开始利用自己的脂肪作为能量。所以，降低胰岛素水平就相当于减肥的启动开关，如果这个开关不打开，身体便不会开启燃脂模式。

科学地讲，胰岛素是一种促合成激素。当体内胰岛素水平升高时，它就会命令细胞"张开嘴吃"身体里面的各种营养，"吃不完"再把它们转化为脂肪储存起来。

所以，如果我们在饮食里不摄入让血糖飙升的东西，胰岛素不波动，那么身体就不会合成脂肪。但是，理论上除了白水，其他的食物都或多或少地会使胰岛素波动，所以我们只能尽量稳定它。三大宏量营养素中，对胰岛素影响最大的是碳水化合物，蛋白质其次，脂肪对胰岛素的影响最小。

如果胰岛素水平降低且处于一个低位水平，就会激发体内分解脂肪的酶的活性，这些酶会启动脂肪分解模式，燃脂开始。

2.3.2　身体为什么是慢慢变胖的

胰岛素抵抗的大概意思是，由于长期摄入大量的淀粉和糖，体内胰岛素一直处于高水平活跃状态，造成身体"不认识"自己分泌的胰岛素，对胰岛素不敏感了，便开始抵抗胰岛素了，这就叫胰岛素抵抗。胰岛素抵抗的后果是身体疯狂地分泌更多的胰岛素，希望通过增量来解决问题，而一旦胰岛素水平过高，身体就没有办法启动燃脂模式了。所以，胰岛素抵抗的人是易胖体质。

身体对胰岛素的敏感度从高变低是一个由量变到质变的过程。

很多人会觉得困惑："我从小到大每天早上吃面，中午吃米饭，晚上喝粥，可是为啥以前不胖，后来却长胖了呢？是因为年纪大了，代谢慢了吗？"这也是因为持续面对高糖饮食，造成了胰岛素抵抗，于是同样摄入碳水就会长胖了。加之，身体总在产生大大小小的炎症，而高糖饮食又会为炎症"推波助澜"，炎症便又进一步导致了肥胖发生。如此，我们就慢慢长胖了。

如果严重到身体完全不认识胰岛素了，那就得2型糖尿病了，就不得不开始服用或注射胰岛素。

不管是已经确诊2型糖尿病了，还是正处于不同程度的胰岛素抵抗，我们都可以通过调整饮食来改善甚至逆转，这些后文会讲到。

至于1型糖尿病，其病因不是胰岛素敏感度降低，而是自身免疫系统出现问题导致胰腺无法分泌胰岛素了，所以也必须注射胰岛素。举一个极端的例子，如果一个人不幸患上了1型糖尿病，那么即便他每天吃再多东西，每天摄入大大超出正常标准的热量，只要不注射胰岛素，他就会逐渐瘦弱至死。举这个例子也是想论证，有胰岛素参与，身体才会合成脂肪，所以让胰岛素尽可能少产生，是不长胖和减肥的一个至关重要的环节。

2.3.3 胰岛素抵抗有哪些表现

当我们发生胰岛素抵抗时，身体就会慢慢有一些反应了。有时候抵抗程度达不到临床上需要治疗的标准，所以也不一定被医生发现和重视，但我们的身体会有一些表现。如果我们在这个阶段就注意到，并且通过健康的生活方式以及饮食去逆转它，就能阻止肥胖的发生，也能预防罹患糖尿病和很多慢性疾病。如果发生胰岛素抵抗，身体可能会有以下表现。

- 吃完饭特别不想动，就想躺着，尤其以前活泼好动，后来突然就变得越来越不想动了。
- 肚子明显变大。前文也提到过，炎症会触发胰岛素抵抗，胰岛素抵抗又会让炎症更加严重。而无论是胰岛素抵抗类的肥胖还是炎症类的肥胖，其最明显的特征之一都是肚子大。
- 食量变大，特别容易饿，吃完不一会儿就饿了。这是因为虽然吃到肚子里了，但细胞没吃到，胰岛素已经很难让细胞"张开嘴吃东西"了，而且这种食欲尤其体现为特别想吃甜食。
- 不能忍受饥饿，超过三四个小时不吃东西就会身体乏力，浑身发抖，甚至出现低血糖。
- 减肥特别困难，别人一用就奏效的减肥方法，自己用起来却一点用都没有。
- 夜尿频繁。
- 伤口难以愈合。

如果已经出现以上这些症状，建议尽快去医院抽血检查。

这里可以先给大家介绍一个计算公式：胰岛素抵抗指数＝空腹

血糖水平 × 空腹胰岛素水平 ÷ 22.5。如果这个指数大于1，那么就可以看作有一定程度的胰岛素抵抗了。

当然，针对不同的疾病，胰岛素抵抗的判定标准也不一样。比如，复旦大学附属妇产科医院林金芳教授团队的研究认为，对于多囊卵巢综合征患者来说，只有这个指数大于1.66时，才会被判定为有胰岛素抵抗。

对于日常体重管理和减肥来说，大家没有必要去纠结数字，但要关注身体的反应。如果出现一些症状，就一定要及时止损。低糖饮食是最好的止损方式。

2.3.4　如何通过饮食调理胰岛素抵抗

调理胰岛素抵抗，可归结为一句话：要让身体减少胰岛素的分泌，促使其逐渐恢复对胰岛素的敏感度。因为说到底，胰岛素抵抗就是因为之前胰岛素分泌得太多了。

从具体的执行角度而言，我认为最有效的调理方法就是尝试生酮饮食，同时结合间歇性断食，拉长空腹期。

生酮饮食属于低碳水饮食的一种，这种饮食方法强调每天摄入极少量的碳水化合物，几乎不影响血糖和胰岛素。

间歇性断食强调的是保证热量和营养摄入充足，在此基础上拉长空腹期。空腹期越长，血糖和胰岛素平稳的时间就越长。具体的方法会在第4章中详细介绍。

看到这里，如果有人怀疑自己已经有胰岛素抵抗，但又不知道生酮饮食和间歇性断食是什么意思，那就先大刀阔斧地砍掉日常饮食里的主食、蛋糕、面包、饼干等高糖、高淀粉的食物，然后多吃肉和蔬菜就可以了，同时注意控制水果的摄入。

2.4
其他激素

除了胰岛素，人体内还有很多其他激素与长胖和变瘦有关系，下面我们就一起简单认识几种比较常见的激素。

2.4.1　瘦素

瘦素是人体脂肪细胞分泌的，是一种能让人感觉到饱进而停止进食的激素。

身体在摄取食物、合成并储存脂肪的时候，就会分泌瘦素，并告诉大脑："我吃好了，吃够了，可以不用再吃了。"如果你现在食欲不稳定，做不到吃饱就停，同时又怀疑自己从来没有吃饱就停的能力，那么你可以观察一下身边的小孩，因为大部分人在孩童阶段，身体各种激素水平稳定的时候，是能够好好吃饭、吃饱就停的。

瘦素是一个非常矛盾的存在。它由脂肪细胞分泌，如果身体太胖，体脂率太高，身体就会多分泌瘦素。和胰岛素抵抗原理一样，瘦素水平长期过高，就会产生瘦素抵抗——瘦素没有办法让身体感觉到饱，所以食欲就会变得越来越旺盛。

什么因素会影响瘦素的分泌呢？

一是睡眠。如果睡眠不足，食欲就会比较旺盛，因为瘦素分泌被压抑了，分泌量不足。

二是节食。节食导致饥饿感过于强烈，也会压抑瘦素的分泌。所以，长期节食的人很容易暴饮暴食，饥饿感难以抑制。

三是脂肪。如果身体内脂肪含量太高，瘦素分泌过多，食欲就会不稳定。

很多人认为，自己长胖是因为贪吃。其实，大部分时候是因为身体长胖了，发生了瘦素抵抗，同时胰岛素抵抗的情况也越来越严重，而这两者都会导致食欲不稳定。所以，不是贪吃让我们变胖了，而是变胖后一些激素水平发生了改变，才导致我们越来越贪吃。

2.4.2 肾上腺素

我们经常会在网上看到一些运动博主发的跟练视频，运动强度都是中等偏高的，他们还会解释说，只有达到一定的运动强度，才能够刺激身体燃烧脂肪。

这就是运动减肥的原理，运动强度足够大，才能促进肾上腺素的分泌，而肾上腺素的作用就是燃脂。

所以，很多人觉得像慢跑、快走之类的低强度运动对燃脂没有太大意义。

但是，肾上腺素是要听胰岛素"指挥"的。前文讲过，胰岛素水平处于低位的时候，身体才会启动燃脂模式。如果体内胰岛素水平过高，即使你剧烈运动，肾上腺素水平很高，它的燃脂效应也不会发生作用。

所以，如果你在运动前摄入一些碳水化合物，甚至喝点葡萄糖水，那么你会觉得力大无穷，运动表现也会更好。但是这时候，你体内的胰岛素水平过高，即使你做再剧烈的运动，燃脂效果也不会好。当然，你也不是完全没有收获，你的肌肉还是得到了锻炼的。

相反，如果做剧烈运动之前吃一些低碳水类食物，比如油脂类和蛋白质类食物，那么就能够让低胰岛素水平和高肾上腺素水平齐飞，燃脂效果显著。

2.4.3 皮质醇

皮质醇反映的是身体的压力水平。当我们感受到外界的压力，觉得焦虑、紧张、暴躁、恐慌的时候，身体就会产生皮质醇来对抗这些情绪。皮质醇并不是紧张情绪本身，而是用来缓解不舒适情绪的激素。

如果体内皮质醇水平过高，减肥就会很困难，因为身体分泌皮质醇，就代表它正处于困难模式，正在应对危机。危难时刻，身体肯定会疯狂地储存能量，而不会分解脂肪。如果体内皮质醇水平长期过高，那么以下丘脑为主导的内分泌系统就会紊乱，减肥就更难了。

所以，在减肥的时候一定要开开心心、轻轻松松的。看到这里，你肯定会想那怎么可能呀，但看完这本书你就会认为可能了。

2.4.4 甲状腺激素

很多人有甲减困扰，前文说过，在我国有超过2亿人有不同程度的甲减问题。甲减指的是甲状腺激素分泌不足，导致人体代谢变慢，很多其他激素，如性激素水平等也会随之下降。很多人减肥是通过严格控制热量加运动来进行的，而这种方式很容易引发甲减问题。

如果觉得减肥困难，可以去医院检查一下甲状腺激素是否正常。如果甲状腺激素分泌不足，身体可能会出现这样一些状况：眼睛、脸、腿等特别容易水肿；情绪特别容易低落，很难感觉开心；没有精神，睡不醒，整天昏昏沉沉的；食欲下降，吃不多，却极易发胖，减肥还特别难；消化系统明显动力不足，容易胀气或者便秘；女性月经不调，脸色变黄，手脚发凉……

不过，甲减并不是特别严重的事情，如果确诊，只需根据医生的建议，按时、定量服药即可。有些人由于疾病的原因，把整个甲状腺都切除了，需要长期服用激素类药物，但他们依然生活得很好，所以，没有必要把甲减这件事情看得太严重。如果有减肥的诉求，可以跟医生商量，看是否可以调整用药量，以辅助减肥。

还有一类甲减叫桥本甲减，这是自身免疫方面的问题，需要在专业医生的指导下治疗。

2.4.5　性激素

总会有女性学员问我经期该怎么减肥，或者问我经期是不是减肥的黄金期。这是因为大家对于性激素和减肥的关系有一些模糊的认知——似乎有关系，但也不确定。

对于女性来说，雌激素水平过高或者过低，可能都会导致发胖。

当经期临近或处于经期时，雌激素处于比较低的水平，这时候女性就容易食欲大开，也容易水肿，减肥就会特别困难；而在排卵期，雌激素处于比较高的水平，人心情很愉悦，不容易水肿，肌肤状态好，精力也比较旺盛，可以负荷高强度的运动，哪怕饿点肚子也能忍受，这时减肥就会容易一些。

所以，不要再说经期是减肥的黄金期了，它其实是减肥的"黄土期"，期间只要能稳定食欲，安然度过，别暴饮暴食就很好了。

还有一个特殊时期，就是更年期。当女性更年期临近时，生理上的变化会导致体内雌激素水平大幅度下降，部分女性会抑制不住地发胖，这与吃不吃东西无关。

这里专门把性激素提出来，是因为在减肥人群里，有一种最难解决的问题——梨形身材（腿粗、屁股大的下半身肥胖）怎么减肥？这种身材被普遍认为是体内雌激素水平偏高造成的。有人说吃甜食可以帮助改善梨形身材，我觉得这个说法不太科学。因为单纯通过某种食物的调整，很难改善整体的激素水平。很多下半身肥胖的人去医院检查激素水平，结果显示雌激素并没有偏高。关于局部减肥的问题，后面也会讲到。

我个人认为，保持性激素特别是雌激素水平稳定是可以做到的。在饮食层面，我推荐利用低碳水饮食和生酮饮食来稳定胰岛素水平，从而稳定性激素水平。

很多人是通过我讲生酮饮食认识我的。通过生酮饮食，很多女性的经前综合征包括一些乳腺问题都得到了改善，月经变得更温和、更稳定、更准时了，痛经问题缓解甚至消失了，在经期或者经前特别想吃东西、暴饮暴食的问题也解决了。这就是性激素水平稳定的表现。

2.5
其他减肥基础概念

在减肥领域总有一些行话或者一些专有名词会高频次出现，如身体供能模式、GI、宏量营养素、BMI 等。我们有必要了解一下这些概念，对理解减肥知识会很有帮助。

2.5.1　身体供能模式

身体供能模式，可以说是减肥的决定性因素。

人体有两种供能模式：一种是用脂肪作为能量，另一种是用糖作为能量。目前大部分人是用糖作为能量的，这也符合生物老师告诉我们的：如果体内的糖用完了，身体就会开始将储存的脂肪作为能量。

身体只有启动脂肪供能模式，才会分解脂肪，才能实现燃脂目的。但有一种特殊情况，即饥饿导致低血糖了，那说明身体已经失去将脂肪作为能量的能力。如果只剩下糖供能模式，那我们就无法减肥了，因为身体已经没有办法切换到脂肪供能模式去燃脂了。

所以结论很简单，想减肥，先要把身体调整到它可以自由切换供能模式，甚至更习惯于用脂肪来作为能量的状态。

要训练身体的这种能力，就要去挑选合适的食材。总体来说，就是挑选GI值低的食材，即对血糖影响小的食材。

2.5.2 GI（血糖指数）

了解这个概念对于减肥怎么吃很重要。我们在前文探讨了影响减肥的激素，其中提到，起重要作用的胰岛素。食物的GI值越低，对血糖的影响就越小，理论上对胰岛素刺激就越小，就越不容易让人发胖，越有利于减肥。

一般来说，淀粉和糖含量高的食物，GI值就高。其实，简单来说，GI值低的食物就是低碳水类的食物。

要想知道某一种食物的GI值是多少，直接在网上搜索食物名＋"GI"，一般都能够查到。如果有减肥的诉求，我推荐吃GI值低于55的食物。

常见食物GI值见附录。

2.5.3 宏量营养素：碳水化合物、脂肪、蛋白质

碳水化合物，后面的章节会具体讲，这里大家可以简单地理解，碳水类食物约等于淀粉和糖，以及以淀粉和糖为主要原材料做出来的各种加工食品，比如蛋糕、饼干、面包、馒头、包子、饺子、面条、馄饨、汤圆、米糕等。简而言之，就是各种主食和糕点、零食。

脂肪并不难理解，主要来自肥肉、种子果实和食用油（包括动物油、植物油等）。此外，还有一些变式，比如奶酪、奶油等。

优质动物蛋白质主要来自瘦肉、鱼和鸡蛋，优质植物蛋白质主要来自豆类。

要减肥，宏量营养素的知识是必须学习的。减肥食谱里最好的搭配永远都是低碳水的，只不过基于不同比例的脂肪和蛋白质，又划分出了很多不同的花样、派别而已。

2.5.4　BMI、标准体重、极小基数体重

BMI，也叫作体质量指数，是目前比较通用的判定人是否肥胖和健康的标准之一。计算公式是：BMI=体重（公斤）÷身高（米）^{2}。比如，体重是50公斤，身高是1.62米，那么BMI = $50 \div 1.62^2$=19.05。一般认为（国际标准），BMI在18.5～25属于健康的标准体重，低于18.5则过瘦，大于25就是超重了。如果再细分，BMI在25～30是肥胖前期，30～35、35～40、40以上就分属于1度、2度、3度肥胖了。小基数体重、极小基数体重不是专业术语，它们一般是针对减肥者而言的，BMI低于24的是小基数体重，这样体重的人我建议不用很苛刻地去减肥，而BMI低于18.5的是极小基数体重，属于过瘦的体重，这样的人就不建议减肥了。

小基数体重和极小基数体重的人追求的减肥，严格意义上说，已经不算是减肥了，而是对自己更高的要求。

2.5.5　基础代谢率

　　基础代谢率是指人们维持基本生命状态需要的能量，即，我们不工作、不运动、不学习、不思考，光让自己活着，内脏器官、内分泌系统、神经免疫系统需要用掉的能量数字总和。

　　我们经常能听到一种关于基础代谢率的说法。基础代谢率越高，就越容易瘦，因为它代表着人躺着就要消耗的能量。乍一听没问题，但是我们来看实质。基础代谢率高，意味着身体消耗多，说明身体各器官和系统健康且"卖力"；基础代谢率低，实质上说明身体各器官和系统不工作、偷懒，处于亚健康状态。比如，一个人的肝脏本来每天要消耗500大卡能量，帮助解毒、平衡激素等，但是他突然节食了或者生病了，于是肝脏开始节能，关闭一些供能，每天就只消耗300大卡能量了，而每个器官系统都这么做，基础代谢率也就下降了。所以，基础代谢率代表的是一个人的基础健康度。

　　节食会让身体开启节能模式，"器官们"纷纷关闭一些不必要的供能。少吃不代表身体在燃脂，这样只会让身体节能、少消耗。而如果生活方式太不健康，比如熬夜、喝酒、吃特别多的加工食品等，最终伤害到身体了，那么基础代谢率也会下降。

　　基础代谢率下降，身体进入亚健康状态，运动能力自然也会下降。我没有见过谁身体亚健康了、不工作了，精神却变得更好、脑子变得更聪明、运动能力变得更强了。

　　所以，市面上流行的"只要我的摄入低于基础代谢率+运动

（活动）代谢的总和，就可以减肥”这个观点，是不成立的。基础代谢率代表的是健康度，而不是消耗。

2.5.6　节食

节食可以理解为持续热量摄入低于身体的基础代谢率。

节食的关键词是"持续"，偶尔吃少点不算节食，但如果持续比较长的时间，比如超过半个月一直吃得很少，那就属于节食了。

节食后身体会发生一系列的变化。

第一阶段，体重会下降，这时身体还没有反应过来，于是分解脂肪以平衡减少的摄入。

第二阶段，当身体反应过来没东西吃了，它就会进入对抗模式，压力激素皮质醇水平开始升高，表现在身体上，就是可能容易水肿。

第三阶段，身体开始节能，比如掉头发、月经不来了，因为身体认为长头发和来月经属于非必要供能，关掉它们会更节能。

第四阶段，内分泌开始紊乱，食欲变得不稳定，随时随地想着吃。非常多的研究证明，只要节食，人体内的饥饿素水平就会上升，饥饿感增强，而让人感到饱的瘦素水平就会下降。很多人在结束节食一年后，饥饿素水平还处于旺盛状态，食欲一直不稳定。

第五阶段，可能会出现一些偏差行为，比如暴饮暴食、偷吃、害怕吃等。

2.5.7　易瘦体质

易瘦体质是每个减肥的人都想拥有的，大家对它的理解可能就是怎么吃都不长胖的体质。但是，这种易瘦体质是没有办法通过后天努力去获得的，因为体重定点决定了一个人所属的体质。

通过后天努力可以拥有的易瘦体质，指的是拥有了瘦子的饮食/生活习惯和思维模式。饮食/生活习惯决定了生长激素水平是否正常，而思维模式决定了是否可以与食物和平共处。

从我们前面的分析来看，易瘦体质产生的条件如下：

- 胰岛素敏感度正常，身体不会抵抗胰岛素。
- 跟食欲等相关的激素水平正常，瘦素、饥饿素水平正常，食欲稳定，不暴饮暴食。
- 身体炎症水平总体较低，身体素质良好。
- 生活质量良好，比如睡眠好、压力可控、情绪整体较愉悦，这样皮质醇水平才会降低。
- 能正确认识食物，不害怕、不抵抗食物，能够愉悦地进食。

具备以上条件越多，就越能拥有易瘦体质。

>> 第 3 章

重塑减肥三观

很多人理所当然地认为，减肥就是与脂肪正面开战，他们不知道的是，人与脂肪之间还有着许多不可逾越的鸿沟。比如，明明知道减肥是以调整饮食为基础的，但就是拥有很奇怪的食欲，会暴饮暴食，会控制不住地吃东西……

　　当今市面上充斥着各种不同的减肥观念，让人非常迷茫，不知道该信谁。也有很多人的体重管理过程总是不顺利，或启动困难，或无法坚持，以至于体重反复反弹。本章的重点就是帮助大家树立减肥必须拥有的正确三观，而三观正确与否直接决定了我们是否能走上减肥的"阳关道"。如果没有正确的减肥三观，认知不够成熟，那就很容易在遇到各种减肥观念的时候被带偏方向。

　　所以这一章很重要！

3.1
逐个解决不良食欲

减肥最终解决的是食欲问题，因为减肥要达到的最终目标是再也不会胖。如果食欲不稳，随时可能暴饮暴食，那就又有变胖的风险了。

瘦子的人生就是"食欲稳稳，佛系吃吃"的人生。

3.1.1 "我不吃×××不行"

"我不吃×××不行"是很多肥胖人士的口头禅，更有甚者还会说"我不吃×××就会死""我是××星人"。

其实，不吃×××真的不会死，反而还会瘦。

人本来就是杂食动物，不吃×××怎么能死呢？这无非是"执念饮食"的表现。

关于吃，很多人还会有这样一些执念：看电影怎么能不吃爆米花呢？天冷了怎么能不喝热奶茶呢？去韩国怎么能不吃炒年糕呢？失恋了怎么能不吃甜品呢？等等。

大家看完下面几个例子，就知道这些执念有多荒谬了。

- 女人30岁前一定要拥有一个香奈儿的包包。——某时尚编辑
- 女人怎么能不结婚呢？——某家长
- 男人怎么能在家带孩子呢？——某婆婆

执念，说白了，就是一种偏见和认知，没有道理和逻辑。

不是去韩国不能吃炒年糕，可以吃，但没必要把这事看得那么重。

进行体重管理，就得少吃一些东西，比如主食或水果等。其实也可以吃，但别觉得它们有那么重要。

如果上升为"不吃会死"，那就意味着你已经被食物控制了。

如果不吃，你会出虚汗、睡不着、手抖、坐立难安吗？以上都是常见的戒断反应，如果没有戒断反应，那就说明你放大了你的热爱；如果有戒断反应，那说明已经"上瘾"，既然"上瘾"了，就必须戒掉，因为"瘾"是病，得治。

所以放下执念，只需要稍微调整一下心态就能做到。

3.1.2 "我不饿，我就是馋"

很多人说"我不饿，我就是馋"。馋是一种习惯，表现为只想吃某种特定的食物，它主要是被食品工业培养起来的。

而关于馋，我一直以来的态度是"无所谓"！

因为馋并不一定会让人长胖，不馋也不一定能让人变瘦。但是，馋作为一种习惯还是有一定风险的。就像抽烟的人，有活到

"天荒地老"的，也有半路"碰上"肺癌的，还有自己好好的，却把老婆、孩子熏成肺癌的，这只是概率问题。

同样，馋的人大多会乱吃，吃得不妥不仅会长胖，还会摄入很多让身体有负担的物质，进而引发健康风险，这也是概率问题。

可若又想减肥又想解馋该怎么办呢？前两章已经给出了答案——可以用低胰岛素指数的健康食物排遣嘴巴的"寂寞"。所以，嘴巴"寂寞"的时候可以去吃、去狂欢，也可以"寂寞寂寞就好"，不用关心，不必打扰。

至于馋用不用戒，重点要看它是否已经给你带来了困扰。如果感觉没有什么困扰，我觉得，馋点也无妨。但如果馋已经给你带来了实质性的伤害，而且这种伤害已经让人难以承受了，那么说明馋已经严重到成瘾了，就应该去戒了。

对于大部人分来说，如果判定自己就是一般的馋，还没到成瘾的地步，那我建议：

- 不要给自己心理暗示。不要每天对自己说"我很馋"，可以试着改变一下环境，比如到没有食物消费环境的地方，这样馋的问题很容易就解决了。
- 用伤害性"疗法"制定惩罚机制。找一个搭档，制定一个规则，比如，若因为馋乱吃，就一次罚款200元。这跟上班迟到扣工资是同一个道理，若只是口头警告，就总会有员工迟到，而扣工资可以促使人早起，改掉赖床的习惯。

以此类推："零食是我的命"——解法一样；"我太喜欢吃甜食了，如果没有甜食，我宁愿饿着，不吃饭"——解法一样。

一个人要改变，一般只有两种背景：一种是"太爽了"，另一种是"受够了"。

减肥也是如此。如果没有感受到新的"太爽了"，比如瘦了、健康了、精神好了等，那就只会停留在原来的世界里紧紧抓住自己的"本命食品"不肯放手；如果在原来的执念里没有体会到"受够了"，那也很难做出自主的改变。

3.1.3 "我只能感受到饿和撑"

饥饿是一种非常健康的感觉。所以，能感受到饥饿是身体健康的表现。

一些"毒鸡汤"给人们洗脑说："我们要享受饥饿，因为饥饿的时候身体在燃烧脂肪。"于是，不少人产生了"只有在肚子空空的时候才有安全感，如果吃饱了就会坐立难安"的焦虑。

还有很多人会说："我白天的时候可以忍住不吃，但晚上就不行了，会暴食。"可见大家都在想尽办法对抗饥饿，忽略饥饿，却没能做到尊重饥饿，长此以往，很可能会导致"神经错乱"。

身体作为一个聪明的整体，它有健康的反应机制。神经发出信号，对应的机制调动行为来处理。例如，便意来了，我们就要去厕所排便，如果老是憋着，刻意忽略这个信号，那时间长了就感觉不到便意了，因为身体不再发出排便的信号了。

记住：饥饿不是肠胃发出的信号，而是大脑发出的。

对抗饥饿还会导致另一种后果——过食。

何谓过食呢？就是很多人说的"我只有撑的感觉，我没有办法在吃饱的时候停下来"。

之所以会有这种感觉，是因为身体很怕吃完这一顿就没有下一顿了。我小时候就是这样，我必须让自己吃到撑，好像害怕下一顿没来之前会被饿死一样，这大概就是身体执行大脑信号的结果。

还有一个原因会导致无法准确判断饥饱，那就是：计算热量。

饥饱本来就是自然界生物的正常感受，可一位伟大的科学家发明了热量计算法后，很多人就认为自己根本不用知道什么是饿、什么是饱，只要测算出自己的基础代谢率，然后遵循能量守恒定律，直接对照着数字吃就可以了。

于是，他们对饥饱的身体认知就消失了。只要按数字吃，就算觉得没吃饱，也会对自己说："我的身体就需要这么多。"久而久之，感知饥饱的能力就退化了。

另外，按数字吃还可能导致一个后果——自我怀疑。

如果已经按照这个数字吃了，却没有得到应该有的结果，比如明明算好了，每天摄入1000大卡热量就可以变瘦，按照这个数字吃，结果反而变胖了，或者刚开始按照这个数字吃的时候的确变瘦了，但是后来体重又反弹了，加之已经不具备感知饥饱的能力了，就很容易引发一个疑问："我到底应该怎么吃呢？"

基础代谢率是1500大卡，摄入热量是1200大卡，1500减去1200等于300，300大卡是热量缺口，人们笃信数学是不会骗人的，又有能量守恒定律加持，所以按照这个数字吃应该是可以变瘦的，但为什么会变胖呢？

于是，怀疑开始发散："难道是菜的烹饪方式有问题？""是不是调料或者炒菜用的油有问题？""是不是今天的番茄太甜了？"等等。

久而久之，终极问题出现了——"到底该怎么吃东西"。

而这种"到底该怎么吃东西"，再往极端发展，就会导致一些很复杂的问题，比如各种进食障碍。

所以，如果不尊重身体，不尊重饥饿，结果就会很可怕。

那如何让自己正常地感受饥饱呢？如何修复饥饱信号呢？

1.8拳头饮食法

将每天的饮食总量设定为2拳头的主食类＋水果类，2拳头的肉类，4拳头的蔬菜类。如果觉得吃不饱，那就把主食类＋水果类的量匀给肉类。比如，可以吃1拳头的主食类＋水果类，把肉类改成3拳头，蔬菜类还是4拳头，但底线是热量不能低于1200大卡，这就避免了饥饿感。

2.测试法

第一步是食量摸索。

吃饭的时候，先用一个大盘子把要吃的食物盛出来，大概肉眼预测吃饱的量就行，然后这一顿只吃这么多。吃下一顿前，先感受一下自己饿不饿。如果饥饿感非常强，那在接下来的这一顿中将食物较上一顿多加半个拳头的量；如果感觉还比较饱，那就减半个拳头的量。半个拳头是增减量的单位分量。不过，到下一顿进食之前有一点饥饿感是正常的。

第二步是时间测试。

把吃完一顿饭的时长定在20～25分钟，且吃每一口都要细嚼慢咽，因为当嘴巴里塞满食物时，人会不自觉地想要快速吞咽。

另外，禁止看视频。看视频确实会拉低进食速度，但也会导致分心，很可能突然发现时间要到了，然后快速吃完剩下的东西。

保持这样一段时间后，身体就对这个感觉有了记忆，以后若再吃撑，它就会不舒服，也就会自然避免吃撑了。

3. 质量优先法

学习一些基础的品鉴食材的知识，然后在此基础上只选择同品类里优质的食材。比如，买牛排只买原切牛排，不买压制的，也不买腌制过的，换言之，就是要吃得又贵又好。慢慢地，你就会学会为好的食材搭配好的调料，在吃东西的时候细细品味它的优点。同时，好的食材也会给身体带来更好的满足感，并且不会有太多的长胖负担。

最后普及一个"七分饱"的概念，即吃东西时，对于非常喜欢的食物，想再来一份，又有点犹豫，那就表示对食物的欲望开始减退，这时候的感觉就是七分饱。

小结一下，一定要多依靠体感来制定信号，不要用热量和数字判定，这样身体才会慢慢唤醒正常的信号接收器。

3.1.4 "我饱了，可是我不满足"

胃感觉饱了和大脑感觉饱了是两件完全不同的事情。

举一个最典型的例子。先吃一大盆轻食沙拉，包括一些鸡胸肉和鸡蛋白，再喝一杯气泡苏打水，这时胃已经满满的了，但大脑可能会感觉还不满足，还想吃重口味的东西，如烧烤、火锅等。不满足感如果往极端发展，就容易变成暴饮暴食，这一点很多人都深有体会。

那究竟什么样的食物组合能让胃和大脑同时感到满足呢？我查阅过很多研究资料，也指导过很多案例，目前我能提供的一个参考建议是，脂肪加蛋白质的组合最能带来满足感。比如，五花肉、三文鱼、牛腩等，这些都是脂肪和蛋白质含量丰富的食材，是最能够让人找到满足感的。

前面提到了瘦素，瘦素是让人感觉到饱，进而停止进食的激素，而饱和脂肪酸会让身体比较快地分泌瘦素。举个例子，用猪油炸的薯条和用菜籽油炸的薯条，前者吃起来会更容易让人饱，因为猪油富含饱和脂肪酸，而菜籽油以不饱和脂肪酸为主。

肉类对血糖影响不大，所以不会让人产生虚假的饥饿感，同时，肉类的热量和营养都很丰富，可以让大脑和胃都感到满足。

3.2

暴饮暴食，我好像病了

在讲健康饮食之前，我并不知道暴食问题广泛存在，在指导的所有案例中，我并没有太多接触到真正的暴食症患者（毕竟我不是专业的医生），但很多人正在走向暴食症的路上。他们当中有人食欲不稳，有人隔一段时间就要乱吃，还有人正伴随催吐……

很多人习惯把"暴食"这个概念挂在嘴边，稍微多吃一点就说自己"又暴食了"，但事实上并没有达到暴食的标准。这不仅是错误的认知，而且给需要真正解决暴食问题的人营造了不好的氛围。因为当他向周围的人求助说"我暴食了"时，大家的反应会是"不就是稍微多吃了点嘛"。

真正暴食的人，一顿能摄入6000大卡，甚至10000大卡以上。这是必须引起重视的。这一节的内容虽然不能解决暴食问题，但对于很多有暴食倾向或食欲不稳的人，多少是有指导意义的。

3.2.1　为何会食欲不稳，走向暴食

首先，我们要再一次明确：饥饿感和不正常的进食信号是来自大脑，而不是肠胃。

所以，被不良食欲控制的人会清楚地知道，"我真的不饿，我明明不想吃，但一吃起来就像中邪了一样。""我的行为跟我大脑里想的不一样，我明明只想吃三口，但吃了三口又三口，明明胃已经被填满了，嘴上却还停不下来。"

我曾经对有暴食困扰的人做过问卷调查，也从经手过的案例里总结了一些经验，分享给大家。

1. 身体的原因

其一，如果一直节食，热量、营养持续存在缺口，造成身体亏空，那身体就会释放疯狂吃东西的信号——饥饿素大量分泌。所以，大部分人的暴食是因节食引起的。

节食的标准是：长期每日摄入的热量低于基础代谢需要量。

其二，饮食习惯不好，过于喜欢吃甜食或者高碳水类食物，这会让血糖像坐过山车一样忽高忽低，而这个过程会产生大脑性饥饿。持续高碳水饮食引发胰岛素抵抗，这也会让人食欲旺盛。

2. 心理的原因

大部分人的暴食困扰来自心理层面。

* 压抑食欲

吃东西很喜欢强调"我吃完这一顿（口）就不吃了"，但这样反而会刺激身体抓紧这一次机会狂吃不止，这就是克制型强化食欲。

* 对体重过于重视

我曾经做过一个问卷调查，有140多位暴食者参加，问卷中有一道题是这样的："变成瘦子，人生就完满了。这个欲望从1分到

10分，你选几分？"结果75%以上的人选了8分以上。这说明大家对瘦这件事情太过于重视了。

还有一道题这样问："如果走出暴食就要长胖，你愿不愿意？"结果只有大约30%的人选择"愿意"，还有将近30%的人直接选择了"不愿意"，其余的人则选择了折中选项："如果只长胖一点点，那还是愿意的"。

- **缺乏缓解负面情绪的能力**

很多人太在意体重，只要看到体重有一点点增加，就会焦躁不安，而他们解决焦躁的方法就是吃。

如果有更科学的缓解负面情绪的能力，或者刚好处于一个忙碌又充实的环境中，那暴食多半就不会发生。

如果生活中经常被一些烦心事困扰，就容易引发暴食。这是因为人体有一种大脑保护机制，当人感觉受到伤害的时候，大脑就会像安慰孩子一样，让人去吃点东西。有不少这样的实验，先让被试者受到极端惊吓，再向被试者提供各种美食，结果都显示，这时候被试者会比平常吃得更多。

- **习惯养成**

相当一部分有暴食困扰的人是因为家庭教育问题，他们被迫失去了对饥饱的感知能力。

比如，饭吃不干净就会挨打，或者被父母逼迫着吃东西，一定要吃完他们所认为正确的量，而自己没有挑选食物种类和数量的机会等。于是，这些人从小就与食物的关系不好，长大后吃东西也有强迫性吃完、吃很多的倾向，最终引发暴食。

● 对食物认知的偏差

很多人对食物的认知就是"戏太多了",其实,食物就是食物,嘴巴吃进去,身体吸收营养,废物被排出体外。

有些人则不然,工作辛苦了要奖励自己吃一顿,减肥突破平台期了要奖励自己吃一顿,要开始减肥了先对自己说"等我减肥成功了一定要好好吃一顿",这都是预谋型强化食欲。

所有类似的这些想法,都是与食欲稳定背道而驰的。

还有一些其他的认知偏差,比如吃×××不长胖、吃×××能变瘦等。可食物根本不存在"吃了能变瘦"的意义,而当你开始寻找这类食物的时候,你与食物的关系就变得不好了。

对食物的认知偏差会带来行为偏差,行为偏差会导致进食障碍,也就是暴食或者厌食。

比如,一个人喜欢吃,于是就出现了嚼吐这种行为偏差——先在嘴里咀嚼,然后不吞下去反而吐出来,或者咽下后再吐出来。可食物是用来吐的吗?从开始嚼吐一份喜爱的食物起,他对它的渴望就会越来越强烈。他会一边嚼吐一边想:"我什么时候才能好好地享受它呢?"之后,他就疯狂地克制,疯狂地嚼吐,疯狂地在渴望中受尽委屈。终于有一天,他早上起床上秤一称,"哇!居然轻了。"于是得出一个结论:嚼吐真好,然后上瘾。但如果体重没变轻,甚至变重了,他又开始委屈:"我受尽折磨,换来了什么?"情绪一旦绷不住,就开始暴食。

抠吐(抠喉咙催吐)是一种"变态"的作弊行为,它意味着上瘾。享受美食后偷偷溜进卫生间呕吐，然后冲掉，一切神不知鬼不觉。这太容易上瘾了，因为它太"好用"了。

这样发展下去可能会出现两种后果。第一种后果，疯狂暴食，不再担心长胖，因为只要抠一下喉咙就可以了。除此之外，不知道饥饱的症状出现了。这时，人与食物的关系已经很不好了。

第二种后果，开始厌食，一吃就吐。

当然，多数人不会这么极端，而往往会在过程中挣扎，经常感觉控制不住食欲，不管饿不饿，就是想吃。这时，人与食物的关系是互相折磨、互相报复。

我最后用一个比喻来解释人和食物的关系。

一个女生嫁到夫家，如果家人之间互相关爱、尊重，那么大家庭肯定和和睦睦，生活也会欣欣向荣；如果夫家人不尊重这个女生，只把她当作生育的工具，那她可能也会以冷漠的态度对待他们，甚至可能导致行为偏差。

这个世界是要看关系的，人和食物之间也一样，这是现实。

前文提过，减肥四要素里，重要且紧急的要素是激素。胰岛素剧烈波动、瘦素异常，或者性激素波动都会带来非正常的食欲。

对于一些特殊疾病，比如甲亢，由于代谢超快，因此甲亢患者吃得多。还有部分抑郁症和焦虑症患者也会出现暴食的问题。

综上所述，对于食物，要有正确的认知。如果你吐掉食物，或者做出其他偏差行为，那么你也要做好食物报复你的准备。

3.2.2　如何走出暴食怪圈

要解决暴食问题，关键就是找准原因。

大多数人面对食欲和暴食，还是着眼在"忍"上，以为靠意志力就能解决问题。

事实上，出现了暴食问题，就说明意志力已经没办法和身体抗衡了。食欲就像洪水，堵不住的，需要做的是修复整个生态。所以我认为，解决暴食问题最关键的就是要"疏通河道"以及去上游"种树"，而不是靠意志力去堵"洪水"。

1. 做好认知准备

暴食必须解决，而且必须在发生暴食之前赶走它，或者在发生当中解决它、阻止它。

暴食就像一个家暴男，如果你不跟他彻底决裂，他就会阶段性地伤害你、困扰你一辈子。而对付家暴男最好的方法是，在暴力来临之前打回去，而不是等着他事后的"忏悔"。所以，根除暴食，90%的精力要放在它发生前和发生时。很多人会研究"暴食挽救"，但你换个角度想，如果挽救有用的话，你下次还会暴食，因为你在暴食的时候已经想好"退路"了。

对付家暴男，很难只依靠自己的力量来完成。对付暴食也是如此，所以，你需要伙伴，你需要和你最信任的人分享困扰，让他来帮你。如果能找到专业的医生更好，但是目前国内很少有医院设置与暴食相关的专业科室。

推荐几本我的学员看后都觉得很有帮助的关于进食障碍的书。《与进食障碍分手》，这本书是作者在自己和暴食症抗争多年后写出来的，其中有很多认知行为疗法；《告别情绪性进食的DBT方法》，它有点类似教材，对于情绪性进食的人来说很有帮助；《减肥不是挨饿，而是与食物合作》，它将肥胖定位于不仅是身体问题，更是心理问题。

那么在暴食来临之前如何阻止它呢？我建议，找准引发暴食欲望的原因，解决食欲背后的问题。我把引发食欲的原因大概分成以下几类。

- **激素型暴食**

激素水平不稳定的时候，比如经前或者经期，人会想要吃东西。这时可以吃一些富含钾和镁的食物，比如海苔、黑巧、牛油果等；或者直接补充镁和钾，每天各500mg以上。这样有助于舒缓情绪和提升血清素水平，想吃东西的欲望也会有所缓解。

- **焦虑型暴食**

如果因为工作、感情、学习或其他原因而情绪焦虑，那这种焦虑就很可能会触发暴食。这种食欲叫作补偿性食欲，是身体处于"自我安慰"状态时发出的进食信号。吃东西可以分泌让人开心的多巴胺，如果不想通过吃，那可以通过其他途径获得多巴胺来补偿身体。

比如，可以试着写出一个能让自己感到快乐的20件随手可做的小事清单，撸猫、遛狗、玩唱吧等都可以写进这个清单里，只要自己觉得有用就行。可能这些小事带来的冲击感没有大吃大喝那么强，但这个清单可以一直更新，慢慢地你就会知道自己究竟做什么会开心，也就能知道如何对自己好了。

另外，不管有没有暴食问题，你都必须明白一些关于情绪的知识。

每个人都会有情绪，比如焦虑、悲伤、愤怒、恐惧，要有跟情绪相处的能力。我经常举一个例子：很多人现在已经无法忍受上厕所不拿手机而带来的无聊了。这么看，人们跟情绪的相处能力已经达到了一个多么可怕的冰点。

情绪是可以流动的，即便使人焦虑的事情并没有得到解决。比如，你正在工作，特别焦虑，突然看到窗外的落日余晖、树影摇动，或者接到一个好朋友的问候电话，你的情绪就开始流动了。所以，本着这个原则，你在情绪上来想吃东西的时候，就告诉自己：事情解决不了就算了，过一会儿情绪就流走了。如果在情绪不好的时候选择吃，有的人吃完了之后会更难过，觉得自己不自律，还会滋生更多的负面情绪。

● 空虚型暴食

很多人周末在家，啥都不想做，不想收拾，不想学习，不想工作，不想社交，就想闲在家里吃东西。空虚对应的是无聊的感受，无聊也会催生补偿性食欲。

对于空虚型暴食，大家可以参考上面的清单法，也可以试试逛菜市场，去感受一下最真实的人间烟火气。别去看电视剧里的商界"精英"，也不要看短视频上二十几岁"身价上亿"的主播，更别看励志鸡汤文，只看人间烟火。

很多人的空虚感来自未来想要好多好多，可又觉得活不好现在，而人间烟火就是最好的现在。

● 身体亏空型暴食

身体亏空型暴食的表现有持续性营养不良和热量差等。这类人的脑子里每天都想着要节食、要克制食欲，但又会无法控制地想着各种美食，他们距离暴食只差一个爆发点。

这种暴食的解决方法就是吃吧，持续一段时间地吃好、睡好。

我最推荐的是：如果你曾经是一个吃得很开心的人，比如，小时候跟爸爸妈妈、爷爷奶奶住在一起的时候，他们做的东西你喜欢吃，也吃得很开心，那现在就按照那时候的饮食习惯来吃，让身体找到安全感。

● 特定的压抑暴食

特定的压抑暴食是因为过度压抑造成的，比如过度压抑碳水摄入等。拿我来说，我本来对碳水既不喜欢也不讨厌，可是自从我决定选择低碳水饮食或者生酮饮食的那一天起，我就开始喜欢它了。

再如嚼吐，疯狂压抑自己对某种食物的欲望，反而会适得其反。

所有能摆上餐桌的食物都是可以吃的，只是很多人出于体重管理的需要和健康诉求，不得不选择性地吃。面对特别喜欢却需要克制的食物，我们可以先问自己："我需要吃它吗？"

自然界没有任何生物吃东西是为了"好玩儿"，都是有需要才去吃的。现在所谓的"离不开"的食物，几乎都是非天然的加工食品。有的人说水果总不是吧？可事实上，我们现在能吃到的水果很多都是人工培育的高糖、多肉品种。

其实，想要暴食某种特定食物，可能本质上是迷恋口感。有了这种认知，戒掉暴食才会比较容易。

所以，每次想要暴食某种特定食物时，可以反复问问自己："我需要吃它吗？"当明白不需要时，我们就会理性很多。此外，要尽量创造不与它接触的机会，也就是别买，从环境上规避。

这个部分稍微小结一下，除了情绪性食欲、补偿性食欲，其他的食欲几乎都来自认知，比如误认为"少吃能瘦"，所以才会压抑食欲、节食，引发食欲。

为什么有的人会情绪性进食，有的人情绪不好的时候却完全不想吃呢？我的分析是，如果曾经在一次情绪不好的时候吃了点东西并感觉舒服了，那么你便习得了这种方法。或者，如果小时候你在哭闹的时候，父母都习惯用一点零食、糕点来解决你的情绪问题，那么你便从小习得了这种方法。

所以，想解决关于食欲的"洪水"，上游究竟应该种什么品种的树，你得自己分析，并按照这样的思路举一反三。这对于修复你和食物的关系、和身体的关系，是大有裨益的。

2. 在暴食发生过程中如何停止

这里介绍几个简单的方法。

● **控制心率法**

这个方法来自"自控力训练"的心理实验。

有时候我们觉得暴食行为已经失控了，但真正的失控是有一些生理指标的，比如心率加快。

所以，当我们意识到自己已经开始暴食了，可以先测一下心率。正常状态下人的心率是60～100次／分钟，如果这时已经达到了110次／分钟甚至120次／分钟，那就要去解决心跳过快的问题。可以通过做深呼吸，把一呼一吸控制在15秒左右来降低心率。此时我们没有控制食欲，而是在控制心率，这既转移了注意力，又在监测心率的过程中不知不觉地打断了进食行为。

关于这个方法我专门录过短视频，很多网友亲测后都表示非常有效。

● **环境改变法**

从心理学角度来说，改变环境是更好的做法。出门走走，逛逛菜市场，逛逛楼下的街区，和邻居聊聊天等都是不错的选择。

● **行为干预法**

涂口红是一个很好的方法。

在正常情况下，女生吃饭，吃好了就开始补妆和涂口红。所以，涂口红从某种角度上来说，也可以被理解为一种行为暗示：告诉身体已经吃好了，没有食欲了。

以此类推，刷牙也是。因为刷牙的场景是在睡前，刷牙后就不会再吃东西了，这也属于一种行为暗示。所以，如果意识到又暴食了，那就去刷牙吧。如果外出不方便刷牙，可以随身携带便携漱口水来代替，也有一定的效果。

当然，以上这些方法有一个最大的阻碍，那就是心理暗示。

其实，很多人在暴食时，是能意识到自己在暴食的，但是他们会一直暗示自己："我就吃这么一次。""我以后再也不这样吃了！""我明天就断食。""我接下来断食3天。"等等。

所以，暴食永远在循环，从未被打断过。

但只要成功干预过一次，就会有信心，怕的是一直不开始干预。每次干预成功后，记得表扬自己、肯定自己一次，之后的状态会越来越好。

3. 暴食结束后要做什么

很多人无法在暴食开始前或者暴食发生的时候进行干预，但如果在暴食结束后能好好调整，也是可以防止暴食再次发生的。

如果身体允许，可以做一些轻量的运动，帮助稳定血糖，比如散步。

如果真的吃太多，肠胃负担过重，可以服用一些药物来促进消化，但绝不能吃泻药，因为吃泻药等同于在撕裂你和食物之间的关系。

暴食后最常伴随的情绪是后悔、懊恼、羞耻和极度难过，甚至瞧不起自己。

很多学员跟我说："杨老师，我每次暴食后都会断食，但在断食的时候又会再一次暴食。无限死循环。"这就是典型的暴食后遗症。但这样做又直接导致了两个后果：一是当下抓住一切机会多吃，二是采取了错误的补救措施，也就是暴食后过度断食。

既然有暴食的问题，那就不适合采取任何断食行为，相反，要做的应该是接纳，放松心情，当天晚上好好睡觉，不去想任何与补救有关的事情。

休息好之后要做的，就是认真规划从明天开始如何正常吃饭。如果由于昨天吃多了，早上肠胃还不舒服，那可以不吃早餐，或者来一杯无糖银耳。从中午开始正常吃饭，千万别想着昨天吃多了所以今天要断食。很多人的循环暴食就是从暴食第二天断食开始的。

我常说"暴食挽救"是最要不得的。如果挽救的方法有用，那么下一次暴食就一定会发生，而且在暴食的时候由于想着反正可以挽救，那当下的暴食非但不会停止，反而会放肆地吃更多。

所以，暴食后好好吃饭，定时定点吃饭，恢复正常人吃饭的节奏才是最重要的。

还可以找一个身边与食物关系最好的人，让他带着自己一起吃东西。总之，我们可以模仿会吃东西的人吃东西，但不能简单、粗暴地饿自己。

3.2.3　如何找到自己的科学食量

如果跟食物的关系已经不好了，那就需要通过稍微机械一点的方法来找到自己的科学食量。

我最推荐的方法是8拳头饮食法，前文已经介绍过，这里不再赘述。

这种方法可以避免计算热量和重量所带来的焦虑感，就以食物已经被烹饪好了的状态来目测体积即可。

计算热量在这里只起辅助作用，只要8拳头食物的总热量不低于1200大卡就行。这8拳头食物里最重要的热量来源就是2拳头的肉类，所以要选择脂肪含量高的肉类，或者多加半个拳头的肉类。

一旦适应了这种状态，以后再吃撑，就会觉得很不舒服，这也就表示你已经找到自己的科学食量了。

后面的章节还会讲到细嚼慢咽的方法，与8拳头饮食法结合使用会更有帮助。

3.3
卸掉减肥过程中自己增加的负担

在减肥过程中还有一些常见的迷惑行为，它们会把减肥的难度提高。事实上，减肥应该是"顺应人性"的行为，但如果你总是给自己找不痛快，自己给自己增加负担，那就会因为受尽委屈而精神崩溃。

3.3.1　健康饮食强迫症

所有的东西都要吃最干净的。请大家思考一个问题，健康饮食的观念到底是帮我们变健康了，还是变成了负担，发展成强迫症，从精神状态上让我们变得更加不健康了呢？

那健康饮食强迫症有什么常见表现呢？

不敢外食，因为有反式脂肪酸，而且油脂不好、调料不好、食材也不好；饮食必须低油、低盐，要吃水煮的或清蒸的；食材必须高蛋白、高纤维；抗拒社交，别人一约吃饭就焦虑；每天都要严格计划饮食，如果不规划好就没有安全感；心里瞧不起那些"放肆吃喝"的人，把自己归为"更高等"的人；如果按照自己的计划吃就会很开心，否则会非常焦虑；特别依赖食品包装上的成分表，当面对不是自己烹饪且没有热量成分标注的食物时，不敢吃；甚至还把吃保健品当成"金规铁律"，不吃保健品就没有安全感；把身体的一些偶然变化跟食物强关联，比如今天早上体重稍微重了一点儿，就怀疑昨天的饮食……

有以上这些习惯的人一旦遇到聚餐、约会或外食，就会感到不安，无法享受食物和社交带来的乐趣，他们一边社交一边焦虑，"受尽了委屈"。

这就是健康饮食强迫症的典型表现。解决这个问题需要两步。

第一步，了解健康饮食强迫症这个概念，并正确认知自己已经有这些症状，需要调整了，同时也清楚这种强迫症并非绝症。

第二步，学会不评判，只记录。不要去评判某种食物好不好、健康不健康，只用纸笔把吃的食物记录下来。一段时间后，一份属于自己的"大数据"就形成了，然后再与那些健康食物做个比对，只要是原型食物占主导，而不是加工食品或者外食占主导，那就没问题。

人生不要永远追求做标杆，吃东西也没有绝对的干净。

走上"神坛"了，唯一可以下来的方式是：跌下来。记住：现在备受推崇的干净饮食，并没有让人更健康。

3.3.2 运动强迫症

运动强迫症也是很多人减肥感觉痛苦的原因。

很多人其实并不爱运动，也不享受运动，他们无法从运动中获得快感，他们运动的唯一理由是减肥。当把减肥作为运动的第一目的后，情况就会变成不敢不运动，生怕一不运动就会长胖，然后运动强迫症了就出现了。

比较极端一点的人还会一直想要给运动加量，心里对运动的想法就是"老觉得有个事儿压着"，不完成就没有安全感，就会焦虑。

如果你有运动强迫症的问题，那可以尝试与身边真正享受运动的人交流一下，你会发现，他们对运动的真实感受是：如果某天没有运动，那他们可能会身体不舒坦，但绝不会焦虑。

如果运动给自己带来了很大的压力，不管是身体上的还是精神上的，皮质醇水平都会上升，身体就会开启合成模式或者紧张模式，减肥将变得更加困难。

所以对于减肥者来说，我从来都不建议把运动纳入减肥的必要科目，因为它只是加分项。如果你在合理控制饮食的基础上愿意运动，那就会给减肥加分；若不愿意运动，也没有任何不对之处。

对于本身不爱运动的人来说，只需要在减肥时加入一些中轻量的运动就可以了，如慢跑、快走等，这些运动是用来放松身体、稳定血糖的。也可以做20分钟左右的中轻量力量训练，或者根据喜好去选择自己相对喜欢一点的运动。

如果身体状况不佳，那完全可以停止运动。不要给身体增加压力，更不要让运动成为一种负担。我本人的减肥过程就是零运动的，当然，也有一些美中不足，那就是在我快速瘦下来之后，身上的肉是松松垮垮的，但我的体脂率下来了。

至于塑形增肌，那就与减肥是两个维度的事情了。

总之，运动只是为减肥加分的，如果不能让自己高兴，那就不要运动了。

这听起来可能有点不可思议，但何不试试看呢?

3.3.3 在各种减肥方法里来回切换

很多减肥的人，一直在切换方法。网上也有特别多博主，他们不停地测评各种减肥方法，然后告诉大家自己瘦了，可事实上他们并没有什么变化。

频繁切换减肥方法的人，一般分为两种：第一种是急于掉体重且没有太多减肥知识的人，一旦体重持续几天没有下降，就觉得这个方法没用了，马上换一个；第二种是自我高估的人，断食、辟谷、鸡蛋黄瓜减肥法等，每次他们都觉得自己一定可以做到，但结果是坚持不了几天就感觉受不了了，赶紧换一个。

对要做的事情不懂或者对自己认知不清，就不可能把这件事情做好。所以，频繁切换减肥方法的人是不可能减肥成功的。

1. 频繁切换减肥方法的危害

- 身体会觉得紧张，没有安全感。不同的减肥方法，特别是差别很大的减肥方法，对身体的刺激是完全不一样的。频繁切换减肥方法只会让身体被迫开启紧张模式。人们常说的，"反复减肥之后身体变成'老油条'，好像怎么减都减不动了"，其实就是因为身体紧张了。

- 可能会错过一个适合自己的减肥方法。有些方法需要持续一段时间后，才会把人体内的激素抵抗调整过来，然后再开始真正发挥作用，但频繁切换减肥方法的人还没等到这个时候就已经换其他方法了。
- 加重减肥的焦虑感。因为觉得自己都尝试过这么多方法了也没效果，减肥真的太难了，所以每次一想到"我要减肥""我在减肥"，就会觉得很沉重、很焦虑。

2. 纠正方法

如果已经尝试过很多种减肥方法，却都觉得效果不明显，那么就从这些方法中选一个执行起来自我感觉最舒服、最不痛苦的方法，至少坚持3个月。减肥要顺应人性，所谓"坚持下去"的前提是我们一定要先让自己的身体舒服。第4章会介绍一些可供参考的减肥方法。

这里补充一个我经常在短视频里提及的概念——"减肥透支"。"透支"这个词常与金钱联系起来，我们常常教育年轻人，不要过度刷卡透支消费，因为它透支的是人们未来生活的可能性。

在各种减肥方法之间来回切换，是一种典型的透支型减肥，透支的是变成瘦子的可能性。身体不信任你了，于是锁住了你的体重定点。

常见的透支行为还有亮底牌式减肥，比如减肥一开始就拉满强度，同时启用A方法、B方法和C方法，起初体重下降很快，但马上进入平台期，这时已经透支了平台期采用其他方法的可能性，没招了。然后发现，稍微一放松，体重就反弹了。

再比如我们经常挂在嘴边的节食减肥，节食会让身体的饥饿素活跃，在节食结束后超过一年的时间里，饥饿素可能都很活跃，食欲持续不稳，慢慢长得更胖。这就是透支后再连本带利地还回去。

所以，制订减肥方案的时候，先问问自己"我在透支吗"，然后再理性地面对减肥。

3.3.4　每天都要称体重，盲目自律

很多人习惯每天称体重，但他们不知道，数字其实是这个世界上给我们带来最多安全感，同时也带来最多焦虑感的东西。

数字之所以会带来焦虑感，是因为我们不知道它代表着什么，背后又隐藏着什么，我们只看到了数字。

比如，你的体重长了1公斤，你可能就会寻思："这到底是水肿了还是长肉了？如果是水肿，是什么原因导致了水肿呢？我昨天晚上也没有吃很咸的东西啊？那一定是长肉了吧？可我昨天也没有乱吃乱喝那些会让我长胖的东西呀……"

身体是一个玄妙的整体，导致水肿或者体重波动的原因有很多，可能是因为昨天降温了，也可能是因为昨晚没睡好，还可能是因为昨天跟老板或家人吵架了，焦虑感引起激素水平变化从而导致了体重波动……

所以，如果你觉得数字会让你焦虑，但又没有办法控制它，那就不要每天称体重了。很多人甚至会因为体重的数字变化而一整天

心情不好，进而引发暴食，那就更应该把秤扔掉了。

对于减肥称体重，我一直建议一周或者半个月做一次就可以了，重点是要看体重曲线的变化，如果曲线走向是整体向下的，那就证明体重管理有效。

再补充一个知识点，体重秤上显示出来的那些具体的数字，比如体脂率、肌肉率等，只能作为大概的参考。因为这些数字是通过电极片释放电流去测试人体内的电阻推算出来的，而电阻跟水分含量有关，如果身体里的水分含量发生了变化，比如水肿了或者脱水了，那这些数字也会出现无解的波动，比如体脂率异常升高或肌肉率异常降低等。如果纠结于这些数字，那么由此而生的焦虑也是无解的。唯一正确的办法就是只看曲线变化，隔一段时间看一次，但要尽量保证每次称体重时身体的状态是一致的。如果前一天有特殊情况，如宿醉、失眠或在经期等，那就不要称体重了，改天再称。

3.3.5 "我一定要准备充分，一定要认真"

大多数人的拖延就是从"太认真"开始的。

经常有人这样问我："杨老师，我要认真减肥，已经在你的直播间买×××了，我还需要再准备些什么呢？"很多人还没开始减肥，就准备了一屋子的"装备"，并且一直在准备中——物料上的，心理上的都有。

这种心态会把一件本来不那么难的事情变得很难。一切都准备好了，就想挑一个好时机才开始，比如要避开聚会，避开应酬，避开自己的生日，避开一切不利的因素等。可生活本就充满了随机，于是很久过去了，减肥还没开始……

减肥应该是一件很日常的事情，选择一个饮食方法并在日常生活中加以应用，而不是"我马上要开始一件很难的事情，所以我要做好万全的准备"。

先开始吧，边走边看。健康的饮食方法不是什么"牛鬼蛇神"，如果不做好准备就会"死"在半路上。在执行饮食方法的过程中是会收到反馈的，如果有一些不舒服需要花钱解决，或者有一些流程需要花钱简化，那再准备即可。

以上给大家罗列了在体重管理过程中很多人是怎样给自己增加负担的。减肥本来就不易，何必还要自己为难自己？其实这些为难都来自认知，只有把认知修正了，减肥才会更加轻松。

3.4
破除减肥里的伪科学

我说减肥别吃早餐，可以狂吃晚餐，可以吃烧烤、吃火锅，可以吃大鱼大肉，这些都是我在研读了很多科学文章和国内外研究成果之后的总结，并用通俗易懂的方式告诉大家。有人愿意姑且一试，结果真的瘦了；而不愿意尝试的人就说："你在乱讲！你在妖言惑众！"

接下来，我们就来盘点最深入人心的减肥伪科学。

3.4.1 "不吃早餐不健康，不吃早餐会长胖"

当提出"减肥别吃早餐"的时候，我听到了两种反对的声音。

第一种："不吃早餐无法开启一天的代谢。"

网上很多自诩专家的人说："不吃早餐一天都不会饿，但若吃了早餐，那到快中午的时候反而会觉得饿。这是因为早餐帮你开启了一天的代谢。"说完后还会露出自信的笑容。

但我猜测，若"代谢"听到这些话，肯定会一脸懵："我需要用早餐来开启吗？"

至少我的认知告诉我，吃了早餐会饿，是因为早餐如果吃得不合适，血糖就会波动，因而身体就会感到饿；如果不吃早餐，血糖和胰岛素不波动，食欲就会平稳，而且是全天相对平稳。所以，我建议减肥的人别吃早餐。

人处于深度睡眠的时候，身体会分泌生长激素，促进肌肉合成和脂肪分解。生长激素会随着胰岛素的分泌而被压抑下去，所以如果不吃早餐，就不会分泌胰岛素，那生长激素带来的燃脂福利就会一直持续。

如果一定要吃早餐，那就吃不刺激胰岛素的食物，比如蛋白质类、脂肪类和富含膳食纤维的食物，而不去吃传统的糕点、面食、粥类。

我推荐的早餐清单是：

有肉有菜的炖汤；

所有烹饪方式的鸡蛋，比如煮鸡蛋、茶叶蛋、煎蛋、蒸蛋、荷包蛋；

生沙拉、炒时蔬等蔬菜类；

煎培根、鱼排等一些方便操作的肉类。

第二种："不吃早餐会得胆结石。"

这是一个迄今为止一直没有被实践的理论。有调查数据显示，得胆结石的人，差不多有一半是吃早餐的，另一半是不吃早餐的。

当然，我并不是建议所有人都不吃早餐，我是说，如果你想减肥，那不吃早餐会是更好的选择，比不吃晚餐效果好。

3.4.2 "减肥应该不吃晚餐，因为晚上代谢慢"

现实中，很多人选择用不吃晚餐的方法来减肥。我个人认为，这是非常不明智的，原因如下：

- 没有研究证明"晚上代谢慢，早上代谢快"，而且这也不值得研究。
- "三餐"本身就是一个伪概念，没有法律规定，每天一定要吃三餐或两餐或一餐，"一日三餐"是从外国传过来的，并不是中国的传统理念。不管早餐、午餐还是晚餐，它们的地位都是一样的。
- 晚餐和第二天早餐之间差不多相隔12个小时，如果错过了晚餐又饿了，这时候人往往会吃跟正餐比起来更加不健康的各种零食或者其他一些加工食品。
- 很多人决定不吃晚餐，可总是坚持不住，晚上常吃一些零七八碎的东西，吃完又产生负面情绪，这些负面情绪会影响皮质醇及相关的激素水平，结果反而不利于减肥。
- 即便晚上忍住了没吃东西，但是饥饿状态会影响人的睡眠质量。如果睡眠不好，生长激素就分泌不好，也不利于减肥，同时还会掉肌肉。

- 白天的工作和生活已经消耗了很多"精气神"，所以晚上是人意志力最薄弱的时候，这时候没有必要用饥饿再给自己本就不容易的人生增加负担。
- 即便满足地吃了一顿晚餐，如果空腹期够长（有的人甚至能空腹16小时以上），那也不会带来很大的长胖负担。
- 晚餐被很多人当作正餐，内容非常丰富。而因为减肥直接省掉晚餐，维持早餐和午餐不变，这样无疑会造成热量缺口和营养缺乏，时间长了可能会引发一些不良反应，比如食欲不稳、暴饮暴食、营养不良型水肿，或者导致身体开启保护模式，让减肥变得更困难。
- 晚餐具有最强的社交属性。如果不吃晚餐让人感到别扭、痛苦和委屈，有"坚持感"，那减肥势必会很难持续。

所以，我的结论就是：如果想通过省略一餐来减肥，那么省略早餐是最科学的。当然，不管省略哪一餐，都会增加空腹时长，有利于燃脂，但省略早餐对减肥来说是体验感更好的。

还有一点要注意，省略一餐来减肥，不能粗暴地砍掉一餐，而是要把砍掉的这一餐的量分到另外两餐里。这些细节在后面的章节会有详细介绍。

在此，我提一个基本的健康观念：人体会自动适应人的生活节律。如果你每天规律地吃早餐和午餐，那么身体会适应；如果你每天规律地吃午餐和晚餐，身体也会适应。

有人说，如果不吃东西，胃酸分泌会伤害肠胃。而真相是：消化液分泌是进食的结果，吃了东西才会分泌消化液。如果你每天下午6点吃晚餐，那胃也会差不多那个时候开始分泌胃酸。但如果某天突然不吃晚餐了，刚开始胃还是会分泌胃酸，但过几天，胃发现没东西了，就不分泌胃酸了。身体的自动适应性和自我平衡机制是非常强大的。

有的人会问我："杨老师，由于工作的关系我每天都要睡到中午才起床吃饭，但是别人都说不吃早餐会发胖，我需要起床吃个早餐再继续睡觉吗？"当然不需要，因为身体已经习惯了你不吃早餐。

所以，一个人的现实生活条件，才是制订饮食方案的标准。

3.4.3 "减肥时应该多吃蔬菜、水果"

"多吃蔬菜、水果"没有任何问题，但不应该把它和减肥联系起来。

多吃蔬菜、水果可以补充维生素和膳食纤维，但是如果要减肥，就应该把它改为"多吃蔬菜"。而在多吃蔬菜之外，摄入脂肪和蛋白质应该占饮食的主导。

很多人在"减肥时应该多吃蔬菜、水果"的思想指导下，直接用水果来代餐，比如晚餐只吃水果，而这就直接导致了摄入过多的糖。而且，现在市面上能买到的水果大多经过了人工培养，糖含量很高。水果的糖以果糖、蔗糖和葡萄糖为主，它们都会刺激胰岛素分泌，指向长胖。摄入果糖之后，身体先将其储存在肝脏里，因为人体的代谢顺序是先消耗葡萄糖，葡萄糖用完之后才会消耗肝脏里的果糖。而肝脏中果糖的储存量是有限的，如果储存不下了，果糖就会在胰岛素的作用下转化为脂肪。

有些人瘦瘦的，也不喝酒，却被查出有脂肪肝，可能就是果糖惹的祸。

很多人觉得水果营养价值高，但通过对比，它的营养价值没有蔬菜高，在蛋白质和脂肪方面更是没办法和肉类相比。水果仅仅是胜在口感好。

而且有部分人在用水果代餐的情况下，还喜欢再加一杯酸奶，普通酸奶的含糖量也很高，这无疑是雪上加霜。

再说蔬菜，蔬菜有补充膳食纤维、钾、镁及维生素的作用，非常适合减肥时吃，但是蔬菜的热量很低，营养也有限，所以若完全用蔬菜代替其他食材，很容易造成持续性营养不良和热量差。而且，很多蔬菜含有脂溶性维生素，比如维生素E，需要配合油脂才能够被人体吸收。

还有些人会迷信蔬菜要生吃，认为这样蔬菜才是"活"的，才能提供更好的营养。话虽没问题，但是有的人可能无法耐受生食蔬菜里的植酸或其他成分，而这些成分会在烹饪后消失。有的人脾胃不好，身体寒凉，我也不建议吃太多生蔬果，我非常不喜欢吃生的食物，因为生吃食物让我感觉不舒服，所以我几乎很少吃生的蔬菜或者喝蔬菜汁。

综上所述，不要武断地说"减肥时应该多吃蔬菜、水果"，我们应该在吃优质脂肪和蛋白质类食物的基础上，再配以大量蔬菜，而且最好是绿叶菜，至于是生吃还是烹饪后吃，遵循自己的身体感受。

3.4.4 "减肥居然'吃脂肪'，热量这么高，你疯了吗？"

减肥要"吃脂肪"这件事，现在谈可能都过时了，这些年有很多专注于讲脂肪的书，比如《吃"肥"见瘦》《神奇的脂肪疗愈力》等，书中有非常多的案例以及海量的参考文献来证明，脂肪被我们过度污名化了。

很多人觉得减肥一定要少摄入热量。1g的碳水化合物和蛋白质的热量是4大卡，1g脂肪的热量是9大卡。所以对于减肥来说，脂肪是非常敏感的存在。所有的健康食品，如果想要主打减肥功效，那就一定要是零油脂、低热量的。减肥只盯热量，我在前文已经解释过它的荒谬之处了。

再给大家科普一个知识点——热量也是有"好"有"坏"的，或者说分有效和无效的。

热量分为两种：一种是不指向长胖的热量，另一种是指向长胖的热量。区分的标准就是看热量来自什么食物。举例来说，如果这种热量来自油脂（脂肪类食物），因为脂肪几乎不影响胰岛素，那这种热量就是不指向长胖的热量；如果这种热量来自糖或淀粉（碳水类食物），会让胰岛素升高等，那么这种热量就是指向长胖的热量。

为了方便理解，我给大家列个公式。脂肪＋蛋白质＝无效热量。很简单，比如鸡蛋，如果只吃鸡蛋白，其中的蛋白质的胰岛素指数（对胰岛素的影响程度）是55左右；如果吃全鸡蛋，把富含脂肪的蛋黄一起吃下去，那么胰岛素指数在23左右。所以，吃肥瘦相间的肉，对减肥是很友好的，几乎不影响胰岛素，而且它们会让大脑觉得满足。因为肉里的饱和脂肪酸，会比较迅速地让身体分泌瘦素，瘦素让我们觉得饱了，所以肉吃多了会觉得腻。那坚果里也含有丰富的脂肪，但我们吃起坚果来为什么停不住呢？因为坚果里的脂肪属于不饱和脂肪酸，它比较难刺激瘦素分泌。

减肥期间不要怕吃肉，如果食欲不稳就多吃肉。要稳定胰岛素，不长胖，确实需要减少糖分摄入。

除了脂肪+蛋白质这个组合，还有哪些无效热量呢？

纯脂肪，比如防弹咖啡、奶酪等；膳食纤维+脂肪，比如牛油果、无糖的黑巧等；纯膳食纤维，比如银耳、魔芋、燕麦麸皮等。

这些年，有争议的生酮饮食就是倡导大量摄入脂肪，适量摄入优质蛋白质和极低碳水。很多人执行生酮饮食，顿顿吃肉，结果真的变瘦了。

杜坎饮食这种低脂、低碳水、高蛋白的饮食方法，会确保大部分热量不来自碳水，而来自蛋白质，因为蛋白质对胰岛素的影响远低于碳水，所以这个方法也可以减肥。

还有一个理论叫作脂质新生，意思是说身体会把非脂肪物质转化为脂肪并储存起来。当身体遇到一些特殊情况时，脂质新生的效率就会提高。有一些研究发现，如果长期低脂饮食，油脂摄入过少，那么身体把其他非脂肪物质转化为脂肪的效率就会变高，人也就会更容易长胖。而且长期低脂饮食，也会降低瘦素水平，使食欲变得旺盛。

3.4.5 "减肥最好吃素"

很多人觉得减肥就应该吃素，但不得不承认，在素食群体里存在着大量的胖子，而且素食者的糖尿病发病率比非素食者要高。

素食者宣扬摄入热量低可以减肥，但是忽略了素食中有非常多对胰岛素刺激很强烈的食物，如米饭、面条、甜食等，而胰岛素的剧烈波动才是长胖的一个很重要的原因。

因为素食者不吃肉，又没有办法只通过吃蔬菜来摄取足够的营养和热量，所以还必须吃大量的主食，这就导致可能会比非素食者摄入的糖更多。而长期高碳水（糖）摄入还可能诱发胰岛素抵抗，从而使人慢慢变胖，甚至导致糖尿病。

所以，选择非淀粉类的蔬菜，同时搭配更多的油脂及蛋白质，以保证足够的营养和热量，才是素食者减肥的正确方式。

3.4.6 "少吃多餐，不变'肥猪'"

少吃多餐是我在减肥和健康饮食两方面都绝对不会倡导的习惯。

第一，每一次进食都会引发胰岛素波动，当胰岛素水平达到一个临界点时，就会打断燃脂或者直接导致身体开始合成脂肪。既然胰岛素是合成脂肪的开关，那为什么要多餐呢？

第二，少吃多餐会让人失去与饥饿相处的能力。比如，有的人动不动就低血糖就是一个很典型的例子。人体有一种功能叫作糖异生，可以把体内的非糖物质转化为糖来稳定血糖，所以人一般不会低血糖。但是，如果一直吃，而且大量摄入糖，那么身体很可能就会失去一些调节功能。

再比如，有的人感受不到饿，可能也感受不到饱，这也是身体调节功能出现了问题。

有人问："午餐和晚餐之间如果饿了，能吃什么加餐呢？"

我想问："两餐之间的饥饿感，必须满足吗？为什么不能午餐多吃一点呢？"

如果你不管吃多少，两餐之间都会饿，那就纯粹是习惯问题，或是大脑饥饿感，而不是真实的身体需求，这是需要调整的。

在BBC的纪录片《蓝色星球》中，一条大鲨鱼大吃一顿后，解说员说："接下来的半年，它都可以不用进食了。"动物如此，人也一样。总爱加餐，是反自然的。

第三，少吃多餐会摄入更多的添加剂、反式脂肪酸、糖等，加重身体的炎症负担。因为多餐必然导致吃进更多加工食品。

第四，少吃多餐会撕裂人与食物的关系。

大家选择加餐（少吃多餐）的食物时会有疑问："我吃什么可以不胖呢？"至于答案前文已经说过了，不再赘述。但从另一个角度想，如果没有少吃多餐这个行为，只吃正餐，那自然也不会有这个疑问了。所以，为什么不试着培养好好吃正餐的习惯，非要加餐呢？

第五，少吃多餐的习惯会降低工作效率，增加经济负担，削弱专注力。在同等条件下，如果在上班时不加餐，那工作效率一定会更高。我从事内容行业，在这方面深有体会。我现在已经养成了一天只吃一餐的习惯，我可以从早上开始就高效工作，直到晚上完成所有工作后再进餐。如果一天要吃三餐甚至更多，那我的工作效率会下降很多。

从自然选择的角度来说，需要一直吃的生物往往不是高级生物，是很容易被淘汰的。

第六，我们说回最根本的代谢问题。一般来说，人在进食后4小时内，身体是处于燃糖模式的，4小时后，血液里的糖消耗完了，会在肾上腺素、皮质醇等激素的作用下，消耗肝脏和肌肉里的糖并部分燃烧脂肪，进入糖油混动模式。在肌肉、肝脏里的糖消耗完后，才进入纯燃脂模式，也就是大家追求的高效燃脂状态。而少吃多餐是与之相悖的。一般断食12小时以上，人体的自我修复机制，也就是"自噬效应"才会启动。

人类是在饥一顿饱一顿的环境中一路进化而来的，在饥饿状态下人体会进行各方面的自我修护，这个部分在后面的轻断食中会详细介绍。

第七，大部分的少吃多餐最后都变成了多吃多餐。

综上所述，大家不要走入零食行业的营销怪圈，觉得少吃多餐更好。除非有特殊情况，比如胃病，多吃不行、不吃也不行，那可能就只有选择少吃多餐了。

3.4.7 "减肥一定要学会计算热量"

我抛一个问题："聪明的减肥，究竟要模仿谁？是模仿减肥的人，还是模仿没胖过的人？"聪明的人都会选择后者。那些没有胖过的人真的是对热量计算很在行吗？很多没减过肥的人，甚至连大卡和千焦的换算都不会。

主流减肥观念认为，计算热量对于减肥而言非常必要。我觉得有计算热量的能力没什么不好，但事实上我们很难拥有准确计算热量的能力。

最明显的一个难点是，计算热量应该算生食的还是熟食的？

当然，我们可以从网上查到某种食材的热量，但以西红柿为例，新疆产的西红柿和四川产的西红柿，其成分不完全一样，至少糖含量不一样，因为光照条件不同，那它们的热量能一样吗？

炒和烤同样的五花肉，热量怎么算呢？烤五花肉可能会流失一些油脂，炒五花肉则会保留全部油脂，那如何计算流失的油脂所对应的热量呢？而且，不同的猪，五花肉的油脂含量是不是也不一样？我妈在做菜的时候就会经常感叹"今天的肉不行，都不怎么出油"。那今天不怎么出油的五花肉跟昨天出油比较多的五花肉，热量能一样吗？所以，热量根本是算不清的。

计算热量会造成一个结果，很多人非常依赖食品包装上的热量标识，没有标识就不敢吃，进而引发一些发散性焦虑，比如明明算了热量，但体重还是增加了，那么究竟错在哪里？于是自我怀疑开始"开枝散叶"……

在这种情况下，如果硬要计算热量，有什么意义呢？

我认为，计算热量只能够作为一个约束，帮我们把进食状态圈定在一个安全范围之内。例如，热量摄入不能长期低于1200大卡，这是一个边界。

那到底什么时候才需要计算热量呢？举个例子，如果你持续一段时间感觉食欲不稳，老想着吃，同时也不确定自己是否在节食，尽管最近一直在控制饮食。这时候，你就要粗略地计算一下最近吃的食物的总热量是不是低于1200大卡了。但注意，要计算生重（生食材的重量）对应的热量。如果确实低于1200大卡了，那么你就要加大食量，把油脂增多，不能让热量一直低于1200大卡。

计算热量是一个工具，我们应该用它来帮助我们检测、简化或规范某些行为，提高效率，而不是用它来不停地加重我们的负担。

多说两句

虽然我本人不是营养学或者医学出身，但我是专业学传播学的，我深知大家对很多减肥伪科学深信不疑，其实是因为这样一个公式："我就是这样"+"逻辑上似乎是通的"。

比如你喜欢吃水果，当你看到一个"专家"说减肥期间要多吃水果时，你想"我就是这样"，然后被灌输"水果营养丰富、热量低"这样的信息，你认为"逻辑上似乎是通的"。

少吃多餐之所以成为"爆款减肥科学"，是不是因为大多数人爱吃零食，"我就是这样"？摄入热量低能减肥，是不是看起来"逻辑上似乎是通的"？而且，对于大多数人来说它操作"简单"，不用学什么知识。

再加上大数据的推波助澜，无视理论是否正确，只要点赞越多流量就越多，慢慢地，人们被大数据顺应个人喜好而推送的信息所淹没，个人不相信的、不喜欢的信息就不会再出现了。

以上提到的几个伪科学减肥理念，建议大家有则改之。

3.5
必须重塑的减肥三观

减肥三观决定了你是不是能走上减肥的"阳关道"。

减肥观念繁多，让人迷茫，不知道该信谁。很多人在体重管理过程中都出现了持续观望、启动困难、无法坚持和多次反弹等问题。如果没有树立好减肥三观，心理认知不成熟，就会在减肥的过程中偏离轨道。

下面，让我们有理有据地来重塑正确的减肥三观。

3.5.1 医学上减肥成功的定义是什么

医学上通常认定的减肥成功，是达到理想体重，并且这个体重持续稳定两年以上。国外很多关于减肥的跟踪实验，观察期一般为144周，差不多是两年多的时间。

据统计，减肥成功的人在所有减肥人群里的占比不到2%。换句话说，真正减肥成功的人非常少。

身体需要对体重产生记忆，然后体重才会稳定下来。销售减肥产品的人都会建议你为"巩固期"多囤点货，他们会说"让身体记住一个体重至少需要3个月"。其实，3个月，身体只能形成一个初步的"记忆"。

体重管理的重点不是减肥的速度有多快,而是达到理想状态并维持下去。所以,选择减肥方法尤为重要,如果不是一个可以长期执行的方法,你不能坚持两年以上,那就不能算减肥成功。所以,后文建议的一些减肥方法,都是以可以养成习惯为出发点的。

如果妄图先用极端的方法瘦下来,然后再用温柔的方法去保持,那成功的概率也是很低的。因为从极端转温柔,体重会疯狂地反弹。

所以,千万不要为了追求速度而去虐自己,速度并不能决定是否减肥成功。

3.5.2　减肥,减的是不良的生活习惯

澳大利亚有实验记录显示,快速减肥和慢速减肥的反弹率是差不多的。但如果选择速度适中的方法,让体重稳中有降,慢慢将饮食方式养成习惯,那么减肥成功的概率就会提高。

这里提及的反弹率,是指在离开营养师的指导后,一些人恢复原来的饮食习惯,从而导致身体再次长胖的概率。但如果能坚持执行营养师的建议,并把这些建议变成新的生活方式,那减肥成功后大概率就不会反弹了。

所以,减肥不是减脂肪,它的实质是减掉不良的饮食/生活习惯,同时养成让身体不长胖的习惯。

3.5.3　减肥黄金三七定律

基于以上，我总结了减肥黄金三七定律：三分力气给减肥，七分力气留给巩固期。

明星推荐的鸡蛋黄瓜减肥法，仅坚持一周便需要动用洪荒之力。

全网流行的21天减肥法，前三天清水断食，直接让人身体虚脱。

还有各种单一饮食减肥法，如周一只吃A，周二只吃B，可这样能坚持几年？

当别人推荐的减肥项目，不管是服务还是产品，其附带要求都很苛刻，执行起来特别吃力，并且没有形成习惯的潜质时，请果断放弃它。

任何一个方法，如果它需要过度地打乱本身的生活，如正常社交、工作应酬等，那就需要提高警惕了。

我认为，如果不遵循减肥黄金三七定律，那大概率减肥会失败。

3.5.4　没有便宜的减肥方法

要想减肥，就不得不面对一个问题——养成好的习惯，特别是好的饮食习惯，那势必会带来生活成本的上升。我录制了很多减肥短视频，其中有人留言问："没有便宜一点的方法吗？"

加工食品的盛行催生了很多"肉肉"青年。现代人花不到10块钱就可以买到2个面包，花20块钱可以买一份两荤两素的盒饭，买一罐午餐肉才十几块，而买一份同等重量的猪肉就贵得多，还要花时间、精力自己做。

　　工业化让食品的成本"降低"，也让人们误以为自己已经过上了好日子，达到了恩格尔系数里富裕的标准。可事实上，加工食品里的反式脂肪酸让身体炎症加剧，引发肥胖和慢性病；重口味的添加剂刺激食欲，诱发暴饮暴食等问题；大量的味精、糖、淀粉等刺激胰岛素分泌，为增肥助力；源头食材的质量隐患，时刻加重身体修复负担。

　　总结起来就是，淀粉、糖刺激胰岛素，促进合成脂肪；反式脂肪酸等引发炎症，炎症让腹部脂肪生长，腹部脂肪反过来又加重炎症；各种各样的添加剂，让身体一直受到攻击，同时引发不良食欲，不良食欲又促使人吃得更多，不出意外，吃的都是又便宜又快捷的加工食品。这是一个循环。

　　于是肥胖的车轮开始转动，你搭上了增肥专列。

　　阻断这个循环最好的办法就是吃好的食材，尤其是原型食材，从降低身体炎症开始。同时，改良烹饪方式，以低淀粉、低糖为主，以此稳定胰岛素。

　　总之，吃好肉、吃好菜、用好油，这是健康瘦下来的重要前提，也是一个非常宝贵的理念。在优质食材上多花钱，约等于在医院少花钱，确切地等于体重健康地下降。

3.5.5 不要过度追求"健康"和"平衡"

在极度不健康的减肥方法之外，还有一种执念叫"均衡"饮食法，即过度追求"什么都想要""每天一定要吃够三餐"等。

要想"均衡"饮食法有用，先要保证身体是均衡的，否则只能先用相对不均衡的方法把身体调均衡，然后再实行"均衡"饮食法。

比如，身体本身有胰岛素抵抗，那就需要先用极低碳水的饮食习惯来迫使身体少分泌胰岛素，重新唤起身体对胰岛素的敏感度，从而让身体趋向易瘦体质。

关于"每天一定要吃够三餐"，首先需要明确：空腹期要足够长，让摄入的能量耗尽，身体才能启动燃脂模式。脂肪是储备能量的，所以如果你有减肥的诉求，却又想每天吃够三餐，那如何让身体启动储备的能量呢？其次，人类是在饥饱参半的环境中进化而来的，只有在断食和适当饥饿的状态下才会激发出人体更好的潜能，进行更好的修复，一直处于平衡和富足的状态并不是自然界定义的健康。

很多有完全健康平衡饮食执念的人一直找不到"合适"的减肥方法，也因此迟迟不行动。其实，胖本身是一种病，是脂肪生长失调了，所以需要先用一种不平衡去对抗身体本身的不平衡，促使身体回归平衡后，再实现最后的"均衡"。

没有"全然健康"和"全然平衡"的减肥方法。警惕追求"全然健康"的完美减肥方案，这实质上是一种拖延心态。

3.5.6 减肥是积分制，得不到高分，也别毁了以前的积分

减肥是典型的积分制项目，我们每天积累的分不管多少，都会计入总分，就像运动员的积分世界排名一样。

很多人把减肥当成满分制，就出现了问题。

比如，"我要等过完年再减肥"（现在要"正常"吃喝），"我要等新运动鞋、运动手表、运动服到了再开始认真跑步"（现在先不运动）。这就是把生活泾渭分明地划分为了100分的减肥状态和0分的"躺平"状态。那些一减肥就要叠加多种方法把重量拉满，不考虑身体接受能力而一夜间从高碳水饮食转为生酮饮食，用百米冲刺的状态去跑减肥这场马拉松的人，都觉得减肥必须每天拿满分。

不管做什么事情，学习或者工作，大部分时候我们都处于中间状态，中间状态才是生活的常态。减肥也是一样。

如果一个完整的减肥计划规定做15件事，那今天我们做了3件就积3分，明天做10件就积10分，只有持有这种心态才能让减肥持续，才不会因为应酬、新年聚会等状况而中断减肥。

积分制的底线是不拿负分，减肥里有一种心态叫作"破罐子破摔"，如果一处没做好，就自暴自弃甚至暴饮暴食。这就等于拿了负分。

减肥是做多少得多少的项目，能拿几分算几分，这个积分可以积累到生命的最后一天。

在2016年的里约奥运会上，中国女排虽然在前半程赛事艰难出线，但最终依然逆袭夺冠。如果她们在比分刚开始落后的时候就

放弃了，怎么可能会有最后的夺冠？

请一定记住，每一天的饮食管理都是在为减肥积分。

3.5.7　人生不会因为瘦了而开挂

不得不承认，网上大量的减肥爆款选题，都是以"瘦下来后，我的人生真的开挂了"为标题的。减肥了就等于改命了，穿衣服好看了，爱情顺利了，工作也迎来了逆袭，真的是这样吗？

很多人习惯把当下人生的诸多不顺怪罪在"我还没瘦""我太胖了"这些原因上，认为"瘦下来"就能为自己铺平很多需要努力成长才能走得通的路。或者从心底里认定，如果不够瘦就不值得被爱，觉得瘦下来才能吸引别人的眼光，才能赢得美满的爱情和家庭。如果你保持着一种拿体重下降来换取某种心仪之物的心态，那让你接受慢慢瘦下来会很难，你很难平和地面对减肥平台期和体重波动期，而且很可能因为情绪的影响而中断减肥。

在跟大量的减肥网友沟通的过程中我发现，很多人把体重下降当成解决焦虑的方式，把"人生不可控"投射到"我要严格控制我的饮食"上。所以，我想提醒诸位，减肥前先看看自己是否把体重下降当成了解决焦虑的方式，如果是，首先应该找出生活中需要解决的问题。然后要想想，如果人瘦下来了，但人生并没有开挂，那该怎么办？要把目标再定位到"行走的骷髅"吗？或者直接怀疑人生？其实，早早找到自己的短板去补齐，或者努力提升自己的长处，比用变瘦来弥补不足更有意义。

瘦下来后人生不会开挂，但瘦下来后身体状态真的会变好，会变轻松，精神状态会改良，身体炎症会减轻，罹患一些代谢疾病的风险也会降低。

3.5.8　每天盯着数据，只会焦虑万分

对于减肥的基本态度，我推荐8个字：但行好事，莫问前程。

体重的下降分为两种情况：一种是阶梯式下降，即下降一段时间停一段时间，然后接着下降；另一种是波动式下降，即降一点升一点，再降一点再升一点，但整体是呈下降趋势的。

然而，很多人都希望体重直线下降，一降到底，无法接受体重的波动。如果无法用科学的态度面对数据，那还不如不看数据。

我本人是比较反对每天称体重的，网上有的博主甚至建议大家早晚都称体重，以早晚体重差来判定代谢好不好。这些都是无稽之谈。

前文讲过了为什么制造热量缺口在减肥里行不通，因为我们看不到身体里到底发生了什么，所以没有办法精准预判体重，只能抱着"但行好事，莫问前程"的心态，认真生活、认真积分。而且，数据焦虑带来的皮质醇水平升高，会让减肥更难，让人心态更不好。

3.6
减肥动力学

树立正确的减肥三观后，我们还需要打好一些小基础——找到减肥的动力。

还是那个问题：减肥最重要的是能够持续。但是，有过减肥经历的人可能都有体会，减肥只能坚持一阵子。比如，过完年后开始减肥，大概一个月后就放弃了，甚至有的人干脆承认自己是易胖体质而"躺平"。

动力在减肥里是个不得不说的玄学。

3.6.1　减肥没有动力怎么办

在减肥动力的问题上，我先给大家一些小小的建议。

- 减肥是为了健康，如果体脂率偏高，那就理应进入体重管理阶段，如果体脂率正常，那可以保持"佛系"，不需要那么强的动力。
- 可以完全放弃曾经尝试过的减肥方法，"在哪里跌倒，就在哪里爬起来"不是铁律，在这里跌倒，在那里爬起来，新的方法会给人新的活力和信心。

- 减肥开始之前，学习寻找美食的能力。找到一个最能接受的饮食方法，先别想着开始减肥，而是在这个饮食方法的范畴内找找食谱或者合适的零食，试着去感受这个方法的美好，给即将开始的这段旅程赋予美好的想象，而不要总是想着体重管理就是"人间炼狱"。

- 寻找一些志同道合的小伙伴并加入他们，聊聊又吃了什么好吃的，遭遇平台期时互相给予鼓励，这样的减肥体验会非常有趣。

- 试着做一个公众承诺，并不是"不瘦到100斤不换头像"那种，而是告诉身边人，自己为什么要进行体重管理，以后想要过一种什么样的生活，已经为此做过多少努力等，这样可以科学地强化自己的信念。

以上的建议是帮助大家借助一些外力来解决动力问题。

要认真地寻找动力，就要更客观、更科学地来看待问题。

动力要么来自"想象"，比如"瘦下来，我就能把衣服穿成'卖家秀'的样子"，要么来自"反馈"，比如"我每天体重都在下降，每天大家都说我瘦了、变美了"。

在这两者中，我觉得"反馈"来得更实际，而这仰赖于要建立良好的反馈体系，而不是只盯着数字找结论。

3.6.2　学会科学地设定减肥目标

很多人减肥前会先设定一个目标，比如"减到100斤以下"。其实，这样把目标简单地设定为一个数字，会很容易让人忽略掉整个管理进程和身体反馈。所以，我们有必要学习一下如何科学地设定减肥目标，我建议可以从以下五方面着手。

第一，先做一个全面的体检，看看血脂、血压、胆固醇、体脂率、空腹血糖、空腹胰岛素等处于一个什么样的水平。因为任何指标的改善都是体重管理进程中的成果，终有一天你会停止减肥，但你永远不会停止保持健康。

第二，设定饮食习惯改良的目标。把之前爱吃的加工食品，比如高淀粉、高糖的零食，各种饮料，讨厌吃的对健康有益的食物，以及一些不利于体重管理的饮食习惯，比如爱喝酒、喜欢少吃多餐等都一一罗列出来，然后在饮食习惯的范畴内去优化，每一个改善都是成果。

第三，设定其他生活习惯改良的目标。把喜欢熬夜、不爱运动、喜欢在床上玩手机等所有可能影响体重管理的生活习惯罗列出来，一项一项去攻克。

第四，不要过分关注数字，包括体脂率、肌肉率、体重等，我更推荐大家去相信"看起来瘦了"，因为视觉上的瘦了几乎就对应于体脂率下降、肌肉率增加。

第五，设定一个你向往的生活状态。你可以希望精神状态变得更好，或者皮肤变得更有光泽，或者心态上变得更加阳光，或者感受到更多的自信，或者通过健康饮食去融入一个更加健康的群体……当然，还有很多细节的指标也可以罗列出来，只要是能为减肥助力的都可以。

做到这些，减肥目标就不再是一些简单的数字了，而是一个个可以证明自己越来越好的证据，同时体重管理进程中的参考和反馈也会越来越丰富，有利于对下一步的继续跟进。这才是科学的减肥目标。

3.6.3　减肥拖延怎么解决

拖延也是造成动力下降的原因，一鼓作气再而衰三而竭，最后偃旗息鼓，是我们熟知的经典故事。

很多人总是过度认真地准备，反而令自己陷入了拖延的泥沼。当然，过度认真准备只是导致拖延的原因之一，还有很多情况会导致拖延。

第一，对减肥的期待过高，害怕失败，心里有点打退堂鼓。

应对的方法是，对自己说"减肥不是立竿见影的，是循序渐进的"，默念5遍或者把它写在肉眼可见的地方。

第二，减肥的门槛定得太高，认为减肥就是自律，就是这也不能吃那也不能碰。

可现实中每次减肥都会遇到各种各样的突发状况，明明规划得很好，但计划赶不上变化，减肥把生活搞得一团乱。

要知道减肥就是日常生活，日常生活里本来就充满了乱序性，充满了意外与不确定，脱离了日常生活是没有办法减肥的。因此，应对的方法是，从痛处入手，逐渐找到信心，每一次进步都要表扬自己。

比如，聚餐、外食、应酬等都是生活，它们并不会必然导致长胖，关键是要看饮食习惯是否健康。此外，即使这一次（天）没有百分百地按规划执行，但只要在当时的环境中做了最好的选择，那就可以对自己说："我已经在改良我的习惯了，我进步了"。请记住，减肥是积分制的，今天能拿几分算几分，加分就好。

第三，对生活里很多事情都会习惯性拖延，遇事先找借口、找困难，完全是一种拖延的思维方式。

应对的方法是，意识到习惯为自己找借口是不好的，练习能觉察自己当下做法的本质就是拖延。有时候，"觉察即解决"。就像我们前几年还不知道什么叫作PUA（精神控制），但是现在，我们经常能够觉察上司、伴侣甚至父母在PUA自己，从而学会保护自己。

在心理学方面，我对此还有一个建议：如果一个人总是拖延，那就试着先去改变一个小习惯，这对于解决拖延很有帮助。比如，训练自己早上起床的时候不拖延，一听到闹钟响马上起床。从一件件小事延展到方方面面，从而解决拖延的问题。

第四，喜欢把希望寄托在未来，寄托在"弥补"上，总会说"以后再解决吧""明天再解决吧""之后再解决吧"。

应对的方法是，觉察自己的补偿性行为和心理。减肥拖延者固有的心理都是"我总会开始的，只不过不是现在，我未来会补偿"。于是，当下选择了放纵。你要学会抓住这种未来补偿心理，多抓住自己几次，慢慢就能改掉了。

第五，缺乏科学的自我管理机制，认为能不能瘦下来无所谓，或者觉得这次减肥失败对自己也没什么影响。

应对的方法是，建立管理机制。可以找一个小伙伴比赛，下一个会让自己稍微有点心疼的筹码。客观来讲，体验伤痛感才是让人改变的有效做法，如果只有规矩而没有对应的惩罚，那这个逻辑就是不完整的。

3.6.4　"我在找一个最适合我自己的方法"

最后一种拖延单独拿出来讲，那就是"我在找一个最适合我自己的方法"。这类人我遇到的特别多，他们给我发私信，像写作文一般，洋洋洒洒介绍自己从小到大的经历，最后就是想要找一个最适合自己的减肥方法，不然不知道怎么开始。而我给出的答案都是"没有最适合的减肥方法"，因为最适合自己的减肥方法都是在不断尝试和调整中形成的。

我自己在减肥初期，一直采用的是"饿肚子＋运动"的方法。后来我发现了生酮饮食，这种可以吃很多肉和菜但必须控制摄入碳水的方法，让我吃得饱、吃得开心，所以我坚定地执行生酮饮食。刚开始的时候，我在国内的网站上都查不到相关的信息，只能在大致范围内按照生酮的规则去操作。

后来我去看一些国外的网站，买书来学习，再把我之前操作中一些不合规范的东西改掉。当我减肥成功后，我又调整了饮食习慣，从生酮饮食转换到低碳水饮食，因为低碳水饮食操作相对简单，只需要测试一下身体每天负荷多少碳水而不会长胖就可以了。

现在，由于工作关系，我又把饮食习惯调整成了每天只吃一餐，因为我每天要写作，而花时间吃饭会打断我的思路，导致效率降低。所以，我每天只吃晚餐，并在热量和营养上保证一餐足够我身体一天所需，这样做还帮我节省了很多时间，让我的饮食和我的工作、生活得到了完美的结合。

当然，人是有社交属性的，所以如果我遇到有约会、外食等一些特殊情况，一天可能要超过一餐，那我也不会觉得有什么问题，而一旦回到"正常"的生活里，我会继续执行自己的习惯。这就是最适合我的减肥方法，它是我一步一步测试、调整出来的，而不是一开始就设定好的。

如果想变成瘦子，就请先做，然后边做边调整，最后你一定会得到一个最适合你的方案。

3.6.5　换个思路，减肥不靠动力可以吗

最近我看了一本书叫作《微习惯》，里面提到了动力和意志力的问题。如果动力非常强大，那么做事情不需要意志力。如果没有动力，那么做事情就需要百分百的意志力。但是最科学的做事状态是，用一点点意志力去完成一件事。

最完美的减肥方案应该是，在个人状态最差的时候都能完成的方案。比如，规定自己每天做1个俯卧撑。人们往往会因为低门槛

而进入，然后高门槛地产出。比如，"我都做了1个俯卧撑了，所幸再做10个吧"。但是，如果一开始规定自己每天要做10个俯卧撑，那很可能会因为想着做10个俯卧撑太难了，需要太大的意志力了，而最终迈不出第一步。

我曾让学员实践过这个理论。比如，我告诉大家减肥一定要做到细嚼慢咽，所以从明天开始每一餐都要细嚼慢咽，这是很难实施的；但如果我提醒大家，记得每一餐有一口细嚼慢咽，很多人想起这一口，可能就做到了细嚼慢咽十口，而且做的时候觉得很有趣。慢慢地，细嚼慢咽的习惯就养成了。

"每天做1个俯卧撑""每餐有一口细嚼慢咽"，都是"用一点点意志力"就能做到的。那么，在状态最差的时候都能做到，在状态更好的时候一定会做得更好。这样，减肥就不会轻易中断，也不会反复受挫了。

第 4 章

认识流行的
减肥法

前面几章帮大家建立了正确的减肥认知，从本章开始我们将正式学习减肥的基础知识，一起来认识一下世界上各种减肥流派及其底层逻辑，以便大家选择一个与自己三观最吻合的流派，顺利减肥成功。

4.1
食材决定论的流派

这是一个基础流派，它强调减肥最重要的要素是食物，因为不同的食物会让人体产生不一样的代谢反应，而代谢反应会刺激控制身体长胖或变瘦的激素，也就是本书开始讲到的重要且紧急的体重管理要素，从而达到体重管理的目的。

接下来我们就一起来看看这个流派最典型的几个代表。

4.1.1 认识三大宏量营养素

碳水化合物、蛋白质和脂肪在前面的章节里有提及，大家也一定对它们都有自己的理解，下面我再分别针对这三大宏量营养素做一个稍微详细一点的介绍。只有了解清楚了基本概念，才能读懂后面具体的方法。

1. 碳水化合物

一说到碳水化合物（以下简称碳水），你脑子里一定会冒出很多关于它的疑问。比如前文说到减肥就是要稳定血糖、吃饱不吃撑，那么碳水作为最影响血糖的物质，是不是都不能吃呢？哪些是

"坏碳水"，哪些是"好碳水"呢？"快碳水"和"慢碳水"又是啥？碳水怎么算？如何一眼识别碳水？为啥有的食物（比如银耳、咖啡）碳水含量特别高但也能吃？如何看食品包装上的碳水含量？

自然界里的物质，只要化学式由 C（碳）、H（氢）、O（氧）三个元素组成，且氢氧比例为 2∶1，可用通式 $C_x(H_2O)_y$ 表示的，都叫碳水。

食物里的碳水粗略分为两种：纤维类碳水和非纤维类碳水。我们可以放心吃纤维类碳水，因为它不参与血糖代谢。而对于非纤维类碳水，我们需要有选择地吃，因为它对血糖的影响很大。

纤维类碳水（膳食纤维）的食物有：绿叶菜、竹笋、西蓝花、芹菜、银耳、魔芋等。

而非纤维类碳水，对于减肥的人来说，可以将其简单地理解为淀粉和糖。

一切米、面，以及由米、面加工而成的食物，如大饼、馒头、蛋糕、饼干、面包等都含淀粉，摄入这些食物后会在体内转化为葡萄糖。

白砂糖、红糖、葡萄糖、黄糖、黑糖、果葡糖浆、玉米糖浆等都属于精制糖，对血糖的影响很大。有一类常见的糖叫果糖，或者叫结晶果糖，它虽然不太影响胰岛素，但容易直接转化为内脏脂肪。对于大部分的精制糖来说，只有热量，没有营养，属于空热量。蜂蜜有些"暧昧"，蜂蜜是天然糖，由果糖、葡萄糖和蔗糖构成，且天然的蜂蜜保留了营养和膳食纤维，所以用蜂蜜作为甜味剂要比精制糖好。现在市面上还有一些糖，比如椰子花糖，属于 GI

值比较低的糖，也可以作为减肥期甜味剂的候选。

以上所说的淀粉和精制糖，基本都可以归为"坏碳水"，或者叫"快碳水"，它们会快速造成血糖飙升，让身体分泌大量胰岛素。

还有一种是处于中间地带的碳水，被称为"优质碳水"，它们一般是"快碳水+好碳水"的组合，也就是淀粉+膳食纤维。

比如，大米在还没有变成白米之前，叫糙米，带有果皮和种皮。果皮和种皮是膳食纤维，是"好碳水"，与淀粉混合在一起，变成了"慢碳水"，也就是上面所说的"优质碳水"。由于膳食纤维的包裹，让淀粉的消化变得缓慢，或者让淀粉消化得不完全，转化为葡萄糖的效率降低，让血糖缓慢上升，且峰值降低，从而让胰岛素分泌更少量、更温和。

我在录制短视频的时候曾测试过，比如100g的大米饭升血糖可以到10左右，而糙米饭是7左右。

很多人很喜欢用"好吃程度"来决定要不要吃，去掉了纤维的碳水确实好吃，但更多的营养却是在果皮、种皮里。比如大米，从种子的角度说，完整的种子是由胚乳、胚芽和种皮构成的，我们吃的大米饭就是胚乳部分，它只负责储存能量。如果我们一直只吃胚乳部分，就会摄入很高的热量，但营养不足。所以，我们应该吃完整的种子，连着果皮、种皮一起吃，保证较高的营养价值。

以此类推，其他的粗粮，如土豆、山药、红薯等，也是既含有淀粉，又富含膳食纤维，所以就归类为"慢碳水"。而从进化的角度说，人类可能更适合吃根茎类食物。如果进化论成立，人类祖先从树上到地上生活后，就开始挖根茎类食物吃，吃种子食物的时间才10000年左右，广泛吃精制米面也就是近1000年前的事情。所以，我有时候会建议减肥的人吃土豆烧排骨、山药炖鸡之类的菜，可以从中摄入"优质碳水"。

另外，像原型非加工的燕麦、藜麦、奇亚籽等都含有淀粉，但由于混杂了大量的膳食纤维，所以它们也变成了"慢碳水"。

全麦面包比普通面包好的地方就是前者含有膳食纤维。

但"全麦"有陷阱，真正的全麦无糖面包并不好吃，真正的原型燕麦也不好吃。至于市场上常见的那些好吃的全麦面包和燕麦片，大家吃之前最好看一下配料表，比如有的全麦面包只是在小麦粉里加了全麦粉而已。

大家千万不要因为"碳水让人长胖"而害怕碳水。正常摄入碳水让人长胖是有前提的：发生胰岛素抵抗。而发生胰岛素抵抗的前提是：长期摄入过多碳水。比如每天早上吃馒头、包子，中午吃面，晚上吃饭。

不管你减不减肥，从健康的角度而言，摄入碳水的原则是：尽量不吃精制糖，尽量多吃慢碳水食物（粗粮），少吃快碳水食物（精制米面）即可。如果已经明确有胰岛素抵抗的问题，可以考虑试试在一个周期内断碳水（主要指淀粉和糖）来修复。

2. 蛋白质

对人体而言，蛋白质是一种非常重要的营养素，它常被形容为"构成人体的建筑材料"。蛋白质和碳水一样，可以提供能量，但是除此之外，蛋白质还能提供很多碳水提供不了的东西。

以前在一个研究多肽的公司上班时，我听到过一个说法：如果把人脱水，那剩下的部分60%都是蛋白质。肌肉就是由蛋白质构成的。此外，骨骼、血液、神经、毛发等都含有蛋白质。

蛋白质对身体修复和提升免疫力非常重要，所以，当你觉得身体处于亚健康状态的时候，比如由于节食导致身体虚弱受损，可以多摄入蛋白质，帮助身体修复。

蛋白质还会参与激素的合成，比如雌激素的合成，就需要蛋白质参与。

这里不再深究蛋白质究竟是什么，我们只来认识一下日常生活中蛋白质的来源，以及优质蛋白质食物有哪些。

常见的蛋白质分为两类：动物蛋白和植物蛋白。

常见的动物蛋白来源包括所有的蛋类，如鸡蛋、鹅蛋、鸭蛋等，还有各种瘦肉以及鱼类（包括海鱼和河鱼）、贝类、虾等。而植物蛋白主要来源于豆类，大豆的植物蛋白含量非常丰富。除了大豆，蚕豆、豌豆等豆类也都含有丰富的蛋白质。当然，各种乳类及乳制品也是很好的蛋白质来源，如牛奶、奶酪等。

蛋白质有一个指数叫PDCAAS，全称是蛋白质消化率校正的氨基酸评分，我们可以将其简单理解为吸收利用率。这个系数等于1就是满分。鸡蛋白的PDCAAS等于1，大豆分离蛋白和乳清蛋白的PDCAAS都等于1，其他食物的蛋白质分别都有衰减，比如花生、小麦、全麦等的PDCAAS为0.4~0.5。所以，那些植物高蛋白餐包，虽然高蛋白，但不一定是最好的蛋白。补充蛋白质不能一味看量，也要看质。

中国营养学会推荐的日常优质蛋白质食物来源排名前10的有：鸡蛋、牛奶、鱼肉、虾肉、鸡肉、鸭肉、瘦牛肉、瘦羊肉、瘦猪肉、大豆。

我经常会收到这样的提问："蛋白质摄入多了会长胖吗？"到目前为止，我还没看到有相关研究证明。但我们也要知道，在日常饮食中，一般很难单独摄入蛋白质，比如吃肉的时候很难一直吃精瘦肉，吃鸡蛋的时候也往往会连着蛋黄一起吃。所以，蛋白质常常跟脂肪搭配摄入，我觉得这也是最好的蛋白质摄入方式。

3.脂肪

脂肪也是人体必需的营养素之一。脂肪可以提供能量，同时它也参与多项生理功能和激素合成。

常规意义上的脂肪分为两类，油脂和类脂，油脂就是我们吃的肥肉、食用油（种子油和动物油），而像胆固醇、磷脂等则属于类脂。

而油脂又经常被分为两大类：饱和脂肪酸和不饱和脂肪酸。饱和脂肪酸主要来自动物油，比如猪油、黄油、牛油等，不饱和脂肪酸主要来自植物油，比如坚果的油脂和种子油（菜籽油、花生油、大豆油等）。

油脂在健康饮食里是一个敏感地带，因为近几十年，营养学一直提倡低脂饮食，认为脂肪是引发各种炎症和代谢疾病的重要帮凶，尤其以饱和脂肪酸为主的动物油是导致肥胖的罪魁祸首。

除了饱和脂肪酸和不饱和脂肪酸，我们还经常听到一个词"必需脂肪酸"。必需脂肪酸就是人体必需且自身无法合成的脂肪酸，如果人体缺少必需脂肪酸，就会有健康隐患。不饱和脂肪酸里的ω-3和ω-6就是必需脂肪酸。我们比较熟悉的ω-3脂肪酸的来源是：海产品、亚麻籽油、核桃油等。ω-6脂肪酸的主要来源是：种子油，如菜籽油、花生油、大豆油、玉米油、葵花籽油等。

在不饱和脂肪酸里，还经常出现一个词"单不饱和脂肪酸"，被经常提到的明星油脂是橄榄油和牛油果油。单不饱和脂肪酸在目前的研究中处于"绝对贵族"地位，它耐高温，有利于降低炎症、修复身体，同时对肠道菌群也有颇多好处，所以推荐大家多摄入单不饱和脂肪酸。

有了基本了解后，我们再来看看近些年针对油脂的争议。

在减肥期间，很多女性谈脂肪色变，避之唯恐不及，其实脂肪对于女性特别重要，比如它参与雌激素的合成。所以，女性减肥时如果过度追求低脂的话，很容易影响到月经，也很容易一边减肥一边变丑。

但食用油脂不当，在一定前提条件下，确实容易造成一些炎症和代谢疾病的问题。接下来，我整理了近些年关于油脂的新研究，以及选择油脂的建议。

首先，对于饱和脂肪酸和不饱和脂肪酸来说，没有严格意义上的好坏之分，只有食用不当造成的健康隐患。

饱和脂肪酸性质稳定，适合高温烹饪。不饱和脂肪酸性质不太稳定，不适合高温烹饪。所以，炒菜可以选用以饱和脂肪酸为主的动物油，低温烹饪、凉拌等可以使用以不饱和脂肪酸为主的植物油。如果长期用种子油高温烹饪如爆炒、油炸，那么在烹饪过程中会积累致炎物质，比如反式脂肪酸，长期食用身体必然会发生炎症。

其次，饱和脂肪酸有害的前提是：ω-3脂肪酸摄入不足，以及糖摄入太多。所以，我们日常要重视ω-3脂肪酸的补充，同时控制精制碳水和精制糖的摄入。

最后，ω-6和ω-3脂肪酸要同时重视补充。中国人常用的种子油中富含ω-6脂肪酸，ω-6脂肪酸为必需脂肪酸，如果单纯摄入ω-6脂肪酸而不摄入ω-3脂肪酸，身体会产生炎症。建议ω-6和ω-3脂肪酸的摄入比例是1∶1，如果条件达不到，也不要大于4∶1，即摄入4份ω-6脂肪酸，至少要平衡摄入1份ω-3脂肪酸。所以，我们才提倡在日常饮食中多增加海鱼，或者单独购买ω-3脂肪酸补剂进行补充。

ω-3脂肪酸在油脂里必须"有名有姓"，不能被忽视。我曾经在直播间说过，如果你只有一笔预算给到健康保养品，那么我推荐ω-3脂肪酸。

我曾经跟一个搞基因检测的老师聊天，听他说过，人体中有很小一部分基因与ω-3脂肪酸是冲突的，有的人摄入ω-3脂肪酸反而身体可能会出问题。虽然，目前我没有查到什么官方的说法，但大家可以作为参考，如果觉得吃了身体反而不舒服，那就不要吃了。

那么，日常油脂应该怎么吃呢？

第一，厨房里常备动物油，用以高温烹饪。比如猪油、黄油、酥油。在植物油里有一个特殊的油脂——椰子油，其饱和脂肪酸含量高，可以用作高温烹饪。而且，椰子油含有MCT，可以稳定食欲，提升代谢的灵活性，现在被广泛应用于减肥和健康领域。

第二，厨房里常备富含单不饱和脂肪酸的油脂，比如橄榄油、牛油果油，冷烹饪和熟烹饪都可以。

第三，厨房里可以有种子油，比如菜籽油、花生油等，主要补充ω-6脂肪酸，用于低温烹饪。

第四，推荐厨房常备一些ω-3脂肪酸含量比较高的油，比如亚麻籽油、核桃油等。在有些进口超市还可以买到鳕鱼油等。

第五，推荐每天食用1~2把坚果作为油脂的部分补充。坚果中推荐杏仁、南瓜子、开心果等，其碳水含量低、膳食纤维丰富且营养丰富（比如富含钾、镁等）。

所以，通过油脂的选择、烹饪方式的科学化、饮食的搭配等，可以尽可能地规避油脂引发的炎症和代谢疾病。

脂肪在三大宏量营养素中，对胰岛素刺激最小，所以不用害怕它。

脂肪跟蛋白质搭配，还可以降低蛋白质对胰岛素的刺激。前面说过，吃鸡蛋如果只吃蛋白，胰岛素指数是55左右，如果连着蛋黄一起吃，那么胰岛素指数是23左右。所以，我推荐大家通过吃肥瘦相间的肉来同时摄入脂肪和蛋白质。

天然食物是营养最好的来源，没有之一。有研究发现，同样的牛奶，一份不加工，直接喝，一份先做加工（脱脂，将牛奶分离为脱脂奶和黄油，再将牛奶中的钙提取出来），然后再吃掉"加工产品"：脱脂奶、黄油和钙，前者直接喝牛奶的人体吸收率更高。

所以，我们要尽可能吃更多的原型食物，才是最健康的。

4.1.2　吃肉者的狂欢——生酮饮食

生酮饮食是近些年来比较流行的一种饮食方法，它主要强调高脂肪、中等蛋白和超低碳水摄入的饮食结构。

"生酮"的完整说法是"产生酮体"。生酮饮食是用饮食结构"逼迫"身体无糖可用，只能将脂肪代谢为酮体为身体供能，所以它叫作生酮饮食。

在胰岛素发现之前，生酮饮食被用来逆转2型糖尿病。后来发现了胰岛素，大家更多地开始使用药物而不再努力恢复健康。生酮饮食曾经也被用于治疗癫痫，因为科学家发现，饥饿疗法可以让癫痫少发作，而生酮饮食由于极少摄入糖，可以模拟饥饿状态的激素水平，也就是即使你吃饱了，身体也以为你饿着。所以"减肥"其实是生酮饮食的"副作用"。

生活中我们经常听到的各种说法，如喝油减肥法、吃肉减肥法等，基本上都是对生酮饮食更易于理解的标签化解读。

我们也要承认一个事实：不管人们是否觉得生酮饮食是邪门歪道，所有燃脂状态的实质都是生酮状态。比如，跑完一场全程马拉松，人体内会测出非常高的酮体含量；人们通过辟谷绝食减肥，在进入稳定期后，也会在体内测出浓度较高的酮值；运动"燃脂"，其实也是身体分解脂肪产生了酮体。所以，大家大可不必谈生酮色变。

我们再回看前面几章的知识，说说代谢。其实，生酮饮食就是让胰岛素一直维持很低的水平，那么身体就会进入分解脂肪的状态。我本人有超过20年的减肥经验，我人生的最后一次减肥成功（瘦下来之后再没反弹），使用的就是生酮饮食。

1. 生酮，唤起身体燃脂的记忆

就围绕减肥来说，我认为生酮饮食最大的"功德"是：让身体想起自己还有一个能力——燃烧脂肪。身体的两种能量模式都健全，才会拥有灵活的代谢能力。

前文提到过，人体有两种供能模式——用糖的模式和用脂肪的模式，与汽车有用油的模式和用电的模式类似。

如果身体习惯了用糖的模式，那我们就必须不停地摄入糖，以便为身体提供能量。比如，有的人一饿了就会低血糖，就会情绪不稳，表现特别焦虑，这就是身体平衡血糖的机制变懒惰了，但身体仍不愿意启动用脂肪的模式。

对于身体来说，用糖作为能量要比用脂肪作为能量简单一些。如果我们长期让身体做简单的事情，且糖的来源足够充足（我们日常饮食中摄入的糖的量是超出想象的，一碗200g的大米饭大概含糖52g，再加上零食、水果、加餐食品，传统饮食下的中国人每天摄入的糖可能高达三四百克），那在用进废退的原则下，身体就懒惰了，只会用糖的模式供能。所以，我们可以遵循降低碳水摄入的原则，用低碳水或者生酮饮食来训练身体的燃脂力。

生酮饮食的原则就是：少摄入糖，多摄入脂肪。三大宏量营养素摄入的占比为：脂肪75%，蛋白质20%，碳水5%。

还有一个知识点：糖是第一能量，酮是第二能量。所以，如果体内有糖，身体就利用糖作为能量，而不会燃脂生酮。

2. 执行生酮饮食的注意事项

如果你选择生酮饮食，我会推荐一个原则：循序渐进。一方面，如果突然从高碳水饮食进入几乎断碳水的生酮饮食，身体会发生比较多的不良反应，有的人甚至会因低血糖引发生命危险。另一方面，如果忽然拿掉了身体最喜欢的供能来源，给了它一个陌生的来源，那身体会因为压力陡升而出现内分泌紊乱，比如月经不来了，或者有的人因为感受到"我将失去碳水"而引发暴饮暴食的问题。

我建议通过以下几个步骤循序渐进地减碳水：

一，不吃加工糖、不喝甜味饮料。

二，去掉碳水类加工食品，比如饼干、蛋糕、面包等。

三，逐渐去掉太甜的水果，吃莓果类和柚子、柠檬等低糖水果。

四，减去早餐中的碳水。

五，把午餐、晚餐中的碳水换成优质碳水。

六，逐量减少午餐、晚餐中的碳水，接近生酮饮食的标准。

每一步之间的间隔时间没有规定，在习惯了当前状态后，即可进入下一步。在减少碳水的同时，可以增加脂肪摄入。

3. 营养性生酮

当持续生酮饮食一段时间之后，身体的血酮值持续保持在

1.5~3之间的某个稳定值，那就进入了营养性生酮。身体的表现就是情绪稳定，食欲稳定，对碳水的欲望减退，即使感觉到饿也不难受，只要稍微忍一下，就又会进入不饥饿状态（因为身体开始燃烧脂肪储备了）。

但有些人会很难进入营养性生酮，对此我的建议是，按照刚才说的六个步骤逐渐进入生酮。如果这个过程过快，身体可能出现抵抗和不适应，而执行者也会特别渴望碳水。

4. 野生生酮法

生酮饮食有一些高要求，比如要求吃健康的油脂，吃原型食物和非加工食品。很多博主和书籍也提出：由于这是一种高脂肪饮食，所以如果食物不"干净"，反而会伤害身体。很多入门者也会非常在意脂肪、蛋白质、碳水的精确比例，觉得脂肪摄入不够就得去喝几勺油，在面临很多原型食物比如五花肉的时候，非常担心肥瘦比例，因为无法准确算出其中脂肪和蛋白质的占比，等等。

对此我的建议是：如果不是用生酮饮食来治病，那大可不必特别吹毛求疵。

我开始生酮饮食的时候，每天都会自己带午餐（一盒肉食一盒素菜）去公司，中午下班后还会去楼下乐天百货点一份素冒菜（类似于麻辣烫），再加一份板鸭或者其他卤肉类食品。我那时不会计算热量，也不知道什么叫糖异生、什么叫蛋白质过量，只知道偶尔测试尿酮，以确定在生酮状态就好了。同时我发现自己真的变瘦了，而且脂肪肝也得到了好转，身体炎症减弱了，持续长痘的问题不再困扰我。

还有一个细节，很多人会纠结隐形碳水，比如炒菜的时候调味放的糖，或者勾芡放的淀粉，等等。我觉得，没有必要关注这个。还记得之前讲的吗，如果焦虑，皮质醇偏高，身体就会自己分解出葡萄糖，血糖、胰岛素会升高，即使不摄入糖也会退酮，我们要善用抓大放小的原则。

5. 代糖

既然生酮饮食忌糖，那就不得不提到一种东西——代糖。毕竟很多人觉得生活还是需要一些甜的。现在市场上出现了很多无淀粉、无蔗糖的生酮加工食品、生酮甜品等。所以，目前国内的生酮环境是很好的，优化减肥体验的产品层出不穷。

关于代糖，比较常见如安全的是赤藓糖醇、木糖醇、甜菊糖、罗汉果糖等。还有一些膳食纤维类的代糖，如菊粉、低聚糖类、乳果糖等，以及一些功能性代糖，比如阿拉伯糖，除了能提供甜味，还能阻断蔗糖的吸收。当然，最近赤藓糖醇"暴雷"，如果担心，就选择其他的天然代糖。

那生酮饮食期间能吃代糖吗？我认为是可以的，特别是膳食纤维类的代糖，因为它可以作为肠道的益生元，同时在减肥期间可以满足人们想吃甜食的欲望。但如果是对糖上瘾，那么我建议要更客观地看待甜味的问题，要想办法戒掉对甜味的依赖，慢慢对甜味变得"佛系"，控制每天的糖摄入。

关于代糖，还有一种言论，说摄入代糖，人体会受骗，以为摄入了糖，分泌胰岛素，进而胰岛素水平升高。但是，我认为，明明没有吃米饭和面条，为什么身体会受骗呢？也许身体偶尔会受骗，但它不会一直受骗。

而关于一些食品里常见的甜味剂，比如阿斯巴甜等，有人说它们会带来各种不良的影响，但是目前公开的可查询的所有研究结果都表明，这些影响是随机的，并没有形成定论。

什么样的加工食品适合生酮饮食呢？包装上注明碳水含量低于5%的是比较"安全"的生酮加工食品。而网上流行的那些生酮甜品，我觉得适量吃是没有问题的，但总体来说，还是要以原型食物为主，培养身体对原型食物的喜爱，这些加工食品是用来提升减肥体验感和增加乐趣的。

6. 关于净碳水的计算

比较准确的净碳水的计算方法是，看这个食品的配料里都包含了哪些纤维类碳水和非纤维类碳水，然后用总碳水含量减去纤维类碳水含量，剩下的部分就是它的净碳水含量。

比如某一个代餐，每100g中总碳水含量可能高达35g，但其中25g是纤维类碳水，所以，10g才是会影响血糖的净碳水含量。

而对于没有包装的原型食物，要计算摄入多少碳水，也得算净碳水。以大米饭为例，每100g大米饭中碳水含量约为25g，那么吃100g大米饭，摄入的净碳水就是25g，而不是100g哦。

但对于生酮饮食，我建议不这样计算，最好是直接省去一切明显的碳水类食物，如淀粉类的主食，以及土豆、芋头等淀粉类的蔬菜等，这样就可以把仅有的碳水额度留给隐形碳水，如勾芡用的淀粉、提味放的糖等。如果实在想吃主食，可以每天吃半个拳头的量的粗粮。

7. 生酮饮食推荐食材

● **肉类**

培根、猪五花、鸭腿、鸡腿、鸡胸肉、鸡翅、牛肋条、牛五花、猪蹄、猪肝、猪腰、猪肚、牛小排、羊肉、牛腩、肥牛、羊腿、猪皮、鸭血、鲑鱼、多利鱼、鲈鱼、虾、墨鱼、鱿鱼、海参、三文鱼、蛤蜊、金枪鱼、巴沙鱼、扇贝、螃蟹、鲍鱼、生蚝、龙虾、秋刀鱼、沙丁鱼、鳗鱼、带鱼、鳕鱼、罗非鱼。

● **蔬菜**

洋葱、西红柿、绿辣椒、空心菜、卷心菜、茄子、生菜、菜花、胡萝卜、西蓝花、紫甘蓝、平叶欧芹、红椒、芹菜、黄椒、西葫芦、芝麻叶、抱子甘蓝、萝卜、菠菜、黄瓜、韭菜、金针菇、杏鲍菇、豆芽、茼蒿、上海青、茭白、丝瓜、白芦笋、芦笋、大白菜、木耳、豆角、竹笋、小白菜、四季豆、海带、羽衣甘蓝、油菜、娃娃菜、鸡毛菜、莜麦菜、芥蓝、苦菊、冬瓜、苦瓜、口蘑、平菇、香菇、荠菜、大葱、秋葵、蒜苗、香菜。

● **豆制品**

纳豆、豆豉、豆浆、腐乳、豆腐。

● **乳类及乳制品**

芝士粉、无糖酸奶、帕玛森奶酪、芝士片、干酪、马苏里拉奶酪、全脂牛奶、杏仁奶。

- 调味料

白胡椒粉、赤藓糖醇、米醋、苹果醋、红酒醋、百里香、迷迭香、海盐、奇亚籽、黑胡椒（粉）、酱油、姜黄粉、无盐黄油、枸杞、鸭油、月桂叶、玫瑰盐、绿橄榄、薄荷叶、洋车前子壳粉、杏仁粉、椰子粉、咖喱叶、八角、香菜籽、藏茴香籽、亚麻籽粉、肉桂粉、豆蔻、无糖可可粉、咖喱粉、芝麻、罗勒。

- 水果

柠檬、牛油果、蓝莓、圣女果、草莓、蔓越莓、黑莓、覆盆子、奇异果、树莓、柚子、桑葚、百香果、杨梅。

- 坚果

松子、夏威夷豆、杏仁、巴西坚果、核桃、南瓜子、花生、葵花籽。

- 饮品类

黑咖啡、无糖豆浆、红茶、绿茶、防弹咖啡、花茶、柠檬水、苹果醋、无糖电解质水。

8. 如何在生酮饮食里实现高效减肥

进入营养性生酮后，身体会习惯性地用脂肪作为能量，即使少吃一两顿饭，人也会觉得能量很稳定，心情很愉悦，饥饿感很快消失。而这时候如果加入热量差的方法，减肥效果会更加明显。

比较常用的热量差的方法是继续保持很低的碳水摄入，不要摄入糖，同时减少脂肪摄入。这样，每天的热量摄入就会出现缺口，这时身体会主动去分解脂肪储备，从而实现快速减肥。

但如果有一天你感觉自己食欲开始不稳，很想吃东西，那就说明身体不想再用存量了，这时你就需要加大脂肪的摄入量。

9. 生酮饮食常见的不良反应

● 酮流感

大量降低碳水的摄入，让胰岛素一直保持在低位水平，身体会发生的第一个反应就是疯狂排水。在排水的过程中，体重会快速下降，但也会引起电解质流失，最典型是的钾和镁的流失，进而导致身体发生一些不良反应，如头晕、无力、恶心、肌肉酸痛、肌肉刺痛、手麻脚麻、偏头痛、抽筋、失眠、便秘等。这就是传说中的酮流感。

所以，在生酮饮食初期，我们可以准备一些电解质补剂，每天补充钾和镁各500mg以上，或者每天喝两杯海盐水，吃些牛油果等，以预防酮流感发生。现在市面上有专门针对生酮饮食的电解质粉，可以直接买回来加水饮用。

● 酮疹

很多人在生酮饮食初期，身上会长一些密密麻麻的小红疙瘩，大多数人还会觉得奇痒无比。我们称这种情况为酮疹，目前医学界对酮疹的认知是"类似过敏反应"。

我个人的理解是，身体里的很多毒素是储存在脂肪里的，而生酮饮食会促使身体分解自己的脂肪，毒素也随之被释放并随着汗液排出体外，同时导致皮肤表面出现过敏反应，所以酮疹一般会长在身体容易出汗的地方，而不是遍布全身。酮疹最大的问题就是特别痒，且目前没有特效药品，最有效的方法就是摄入一点碳水，停止生酮。

或者，可以多喝点骨头汤，因为骨头汤里的一些营养物质，如甘氨酸、脯氨酸等，具有抗菌、消炎、修复的作用。

我推荐大家逐渐入酮，测试身体对生酮的耐受力。酮疹真的不好受。

- 月经不调或脱发

忽然极大地改变饮食结构，会使身体压力增大，皮质醇持续偏高，以下丘脑为主导的内分泌系统发生紊乱，直接影响的就是性激素和自主神经。如果性激素和自主神经紊乱了，就会发生月经不调和脱发。

对于这种情况，解决办法是：第一，从原来的饮食慢慢过渡到生酮饮食；第二，适应一段时间，保证提供足够的热量和营养，尤其要重视脂肪和蛋白质的摄入。

在三大营养素中，只有蛋白质和脂肪才会参与性激素的合成，而碳水不会。碳水是"压力选项"，每个人的抗压能力不一样，如果身体的耐受力不行，不要强行执行生酮饮食。

- 敌对或者害怕碳水

这两年我在社交媒体上很少专门讲关于生酮的知识，就是因为它有一个大陷阱：会让人害怕碳水。我反对热量差减肥的一个最重要的原因是，热量差可能会让人害怕进食，一旦害怕进食就会食欲不稳，一旦害怕碳水就会越来越渴望碳水。

当在与食物的关系中处于弱势地位的时候，我们就容易产生要么不吃，要么暴饮暴食的极端行为。

很多人执行生酮饮食时容易情绪紧张。我遇到过一个女生，当时她说自己正在严格执行生酮饮食。有一天跟领导出去应酬，她点了一杯水，结果服务员端上来的是加了冰糖的柠檬水，她当场就控制不住地落泪了。还有很多人在生酮饮食期间不小心吃了一些碳水类食物，马上就发私信问我"要不要吐出来""应该怎么挽救"等。

所以，我们应该对碳水有以下最基本的认知：

第一，它和蛋白质、脂肪一样，是"平凡"的营养素。只是在减肥期间，我们对它的需求优先级要降低而已。

第二，如果生酮饮食期间不可避免地要摄入碳水或者不小心摄入了碳水，没关系，请接纳它。虽然摄入了碳水，身体可能会退出生酮状态，但是等体内的糖消耗完了，身体会重新进入生酮状态，没有糖，自然进入生酮状态。

第三，身体本来就需要在燃糖和燃脂两种模式下切换，才能体现它的健康度。

第四，如果我们能够"佛系"地面对碳水，不喜欢也不讨厌，那么今后也不会出现暴食碳水、依赖碳水的情况，不会引发胰岛素抵抗，最终避免肥胖。

10. 低碳水（糖）饮食

不可否认，生酮饮食是不太日常，也不太利于社交的。所以，大多数人在达到理想体重后，会从生酮转为低碳水饮食。

低碳水饮食是一个较宽松的饮食方式，而生酮饮食则是比较极端和严苛的低碳水饮食，下一小节要提到的杜坎饮食，也属于低碳水饮食。从广义上讲，每天的净碳水（净糖）摄入量不超过100g，都属于低碳水饮食的范畴。如果计量克重和计算净碳水让你感到焦虑，那么我建议每天吃的碳水类食物（熟食）控制在2拳头以内。

在这个规则下，可选择的范围就更广了，饮食的自由度也会提高。低碳水饮食有利于胰岛素的稳定，所以它对减肥也是友好的。

如果觉得无法适应生酮饮食，可以选择低碳水饮食。如果生酮饮食后体重已经下降到理想状态，那可以逐步恢复碳水，停留在低碳水的标准上。

恢复碳水宜采取少量叠加的节奏，以半拳头食量为单位，从晚餐开始加，尽量以优质碳水为主。

很多人选择低碳水饮食后焦虑：蛋白质和脂肪要怎么分配呢？我的建议可供参考：每餐1拳头肉+2拳头菜，肉最好是肥瘦相间的肉。这样也不用计量克重了，按照每天总量8拳头来算，即2拳头碳水类食物+2拳头肉+4拳头菜。如果觉得吃不饱，就肉加半拳头、菜加1拳头这样来叠加。

11. 减肥，我更推荐晚餐摄入碳水

这是我从事自媒体几年来，引发争议最大的话题，不乏大 V 发视频对我口诛笔伐，所以我想将这部分写在书中。

任何的努力，用在最对的时机，才能得到最好的结果。那么我认为，如果要摄入同样多的碳水，放在晚餐是最好的。

第一，晚餐摄入碳水是利于睡眠的，很多人晚餐不选择碳水，血清素水平偏低，难以入睡，导致睡眠质量差。而长期睡眠不好，会影响正常的瘦素水平，食欲不稳，身体压力大，大概率长胖。

第二，晚餐和第二天早餐间隔差不多12小时以上。人体在正常摄入碳水后的前4小时，身体一般消耗血糖，后4小时血糖耗竭，身体开始燃烧肌肉和肝脏里的储备糖，同时在相关激素的作用下部分燃脂。再过2~4小时后肝脏和肌肉糖原耗竭后，开始纯燃脂。如果早餐选择碳水，那么4小时后开始午餐，午餐再摄入碳水，5小时后又开始晚餐。所以，想让身体更好地进入燃脂状态，可以把碳水放在晚餐，拉长空腹期，使代谢时间够长。

第三，晚上睡觉，深度睡眠期会分泌生长激素，帮助燃脂增肌，早上起床空腹也是处于低胰岛素燃脂水平的。早餐一旦摄入碳水，胰岛素波动，就会让生长激素失效，胰岛素和生长激素是此消彼长的。所以，早上不摄入碳水最有利于延长睡眠的燃脂期。

第四，如果早餐摄入碳水，晨间血糖波动，整天的食欲都会比较旺盛，快到中午时可能就会饿，因为血糖在极速飙升后会在这个时候快速跌落，这个跌落过程就会造成饥饿感。

第五，据统计，人体分泌饥饿素在晚上会达到高峰，这时对碳水的需求是最高的。所以，在最有需求的时候吃才是对的。

最后，晚餐具有很强的社交属性，晚餐的不可控性也较高，因此在晚餐把碳水放开，一定程度可以缓解社交压力。

综上所述，我建议，如果选择低碳水饮食，可以把一天的碳水放到晚餐。从生酮饮食转低碳水饮食也可以从晚餐开始加碳水。

12. 生酮饮食和易瘦体质

从大方向上来说，如果身体对胰岛素的敏感度很高，那么你就是易瘦体质。因为在同等条件下，敏感度越高，分泌越少的胰岛素就能降低血糖水平，长胖的机会也就越小。

想让身体对胰岛素的敏感度更高，应尽量让身体少分泌胰岛素，而生酮饮食/低碳水饮食都能够持续减少胰岛素的分泌，所以很有利于养成生理上的易瘦体质。

我们撇开生酮饮食，说低碳水饮食，肉、菜、碳水类食物都吃，且碳水类食物放在晚餐吃，我认为这个方案更易于养成可持续的习惯，不影响正常工作和社交。这也呼应了本书第1章提及的，减肥要融入生活，让人没有坚持感的理念，而且不再有复食（恢复饮食）时担心长胖的困扰。

-------------------- **多说两句** --------------------

生酮饮食最初是被用来治疗癫痫或者改良糖尿病等一些代谢疾病的，所以，如果是因为需要辅助治疗疾病而选择这种饮食方法，那么我建议你去买更专业的书来学习，或者跟医生沟通，然后总结出一个更科学严密的执行方法。而对于单纯想减肥的人来说，掌握以上的知识已经够用了。

在以稳定胰岛素为原则的饮食方法中，我主要介绍了生酮饮食和低碳水饮食，接下来我们再简单了解其他一些饮食方法。

4.1.3　减肥界的标杆——低脂、低碳水、高蛋白的杜坎饮食

高蛋白一直是减肥饮食里的"政治正确"，很多专家都公开表示，减肥一定要选择一种可持续的饮食方法，比如高蛋白、高膳食纤维。而所有主打健康减肥的食物，都是低脂、高蛋白的。

现在有一种流行的减肥饮食法叫杜坎饮食，简单来说就是：低脂、低碳水、高蛋白。这是由法国营养学家皮埃尔·杜坎（Pierre Dukan）博士在20世纪70年代创立的减肥方法。2000年，他出版了《杜坎饮食法》，被誉为法国最畅销的减肥书，据说杜坎饮食在欧洲已经盛行了50年，也被很多知名人物所推崇，所以受众很广。

杜坎饮食的理论基础也是让胰岛素尽可能稳定，从而达到减肥效果。当然，还有其他一些理论，比如食物热效应：三大宏量营养素里，蛋白质的热效应是30%，就是摄入100大卡的蛋白质，光消化蛋白质就要30大卡，而脂肪的热效应是12%，碳水化合物的热效应是7%。

如果有兴趣了解更多来龙去脉和理论基础，大家可以去读原著。

这里再简单说一下，杜坎饮食将减肥过程分成4个阶段。

第一个阶段是速效期，一般持续2~7天（蛋白质日），每天吃1~2种单一的蛋白质类食物，适合想要快速瘦几斤甚至十几斤的人群。

这一阶段的饮食主要以蛋白质类食物为主，其他食物只占很小一部分。可以吃的食物包括：

- 瘦牛肉、精瘦猪肉、兔子肉等瘦肉类。
- 动物的内脏。
- 鱼类。
- 海鲜类。
- 家禽肉类，如鸡肉、鸭肉等，但是要去皮。
- 豆制品。
- 蛋类。
- 脱脂乳制品，最好是发酵掉乳糖的乳制品。

在此基础上推荐多喝水，因为高蛋白摄入可能会引发一些代谢问题，比如尿酸偏高，多喝水可以促进排毒。

燕麦麸皮是杜坎饮食推荐的优质碳水，如果有便秘困扰，每天可以吃两勺燕麦麸皮（约15～20g）。魔芋也是被推荐的优质碳水，它几乎属于纯纤维类碳水。

在这个阶段对食量没有要求，对于吃几顿也没有严苛的要求，饿了就吃，不用计算热量。

第二个阶段是缓效期，一般推荐持续20个月左右，也可以根据个人体重基数，持续至达到目标体重。

本阶段的策略是：蛋蔬日与蛋白质日交替。比如，隔日交替，今天是蛋蔬日，明天是蛋白质日；或者连续交替，连续5天是蛋蔬日，接下来连续5天是蛋白质日；或者效仿5+2轻断食，5天是蛋蔬日，5天是蛋白质日，执行者可以根据自己的适应能力和舒适程度来选择。在蛋蔬日里，可以吃低碳水类（非淀粉类）蔬菜。比如菠菜、莴苣等绿叶菜，以及花椰菜、卷心菜、抱子甘蓝、辣椒、芦笋、竹笋、茄子、黄瓜、芹菜、番茄、蘑菇、洋葱、韭菜等。

蔬菜的烹饪方式不要过度油腻，比如可以选择蒸、煮、生吃、熬汤等。食量也没有规定，吃饱就行。

第三个阶段是巩固期，目的是不让体重反弹。前文提到，减肥成功的定义是体重稳定2年以上，所以减肥应该把70%的力气放在维持体重不反弹上。

本阶段的策略是：6天蛋蔬日+1天蛋白质日，7天为一个周期，持续的时间是减掉的体重公斤数×10。举个例子，假如你从原体重达到目标体重减掉了10公斤，那么你的巩固期就是10×10=100天。

这个阶段，在蛋蔬日可以稍微放松一下了。每天一份水果，比如1杯浆果或切碎的苹果、橙子、梨、桃或者猕猴桃、李子、杏等；每天可以吃2片全麦面包，或者一小碗米饭（50g左右），其他淀粉类食物，比如面食/薯类等，每周可以再额外吃2次；每周还可以有1~2天的放松日（类似于欺骗日），期间如果要喝酒，可以喝1杯葡萄酒，尽量不喝啤酒或者白酒；在非欺骗日的蛋蔬日，可以用少量油脂烹饪，比如10g芝麻油等，但总体仍建议低油脂烹饪方式；蛋白质日最好放在欺骗日的后一天，这样有利于体重管理，让身体代谢不死板；每天还是要搭配一定量的燕麦麸皮。

第四个阶段是稳定期，这就需要你持续一辈子了："正常"吃

饭 + 每周1天蛋白质日。

1. 养成型方法

杜坎饮食是一个全新的饮食习惯养成行为：把原来高碳水的饮食习惯变成多摄入蛋白质、少摄入碳水的饮食习惯。它也是一个通过严格控制食材来稳定胰岛素，从而达到减肥效果的饮食方法。

如果你在这个习惯养成的过程中，还加深了对于营养素和减肥科学的认知，那么这将在很大程度上保证你以后不会再长胖。这也符合本书一直在强调的"减肥减掉的不是脂肪，而是那些不好的生活习惯"。生酮饮食也是这个道理。

如果大家对这个方法比较感兴趣，而且觉得它与自己的饮食习惯比较相似，那么可以买一本《杜坎饮食法》来系统学习并实践，这个方法的可操作性还是很强的。

如果硬要说杜坎饮食的缺点，那可能在前期低脂的阶段，有的女性月经会出现紊乱。对于女性的月经来说有三个指标逃不过：一是稳定的、充足的热量，二是足量的蛋白质，三是足量的脂肪。杜坎饮食保证了足量的蛋白质，但是脂肪摄入量很少。所以，如果女性要选择极低碳水的饮食方法，我推荐生酮饮食，男性可以选择杜坎饮食。如果有的女性选择杜坎饮食出现了月经紊乱，我建议可以适量增加脂肪的摄入。

2. 关于杜坎饮食可能引发的暴饮暴食

前文提过饱腹感和满足感的区别，就我个人的饮食习惯而言，如果让我严格执行杜坎饮食，那么我的满足感会比较弱，我会很想吃油脂，因此可能会引发暴饮暴食。

但这并不是杜坎饮食本身的问题，而是身体适应能力的问题。所以，不管选择哪种饮食方法，我们都要循序渐进。

3. 关于杜坎饮食可能引发的不良反应

和生酮饮食类似，杜坎饮食也是以极低碳水摄入为原则的，因此身体也会很快产生排水反应，造成电解质流失，不良反应与生酮饮食差不多。所以，针对生酮饮食的一切不良反应的应对措施都可以用到杜坎饮食中来。

唯一不同的是，由于脂肪摄入过少，杜坎饮食可能会有便秘问题。我建议，可以把杜坎饮食中的油脂使用量稍微加大一些，同时注意补充钾和镁。

4.1.4 激瘦饮食

激瘦饮食比较"出圈"，是因为全球媒体正向报道知名歌手阿黛尔采用激瘦饮食的方法减肥成功。

这个概念来源于营养医学博士 Glen Matten 的著作 *SirtFood Diet*，它主张食用富含高蛋白乙酰化酶的食物，乙酰化酶能够抑制体重增长，所以保持体内乙酰化酶的活性，做到"促乙酰化"，就能够保持体重。

含有高蛋白乙酰化酶的食物有：菠菜、西蓝花、羽衣甘蓝、洋葱、蓝莓、树梅、青柠或者柑橘类水果，以及绿茶、咖啡，橄榄油等。

含有白藜芦醇的食物也能够促进乙酰化，所以，按照激瘦饮食的逻辑，红酒和黑巧克力也可以吃。

我个人认为，对于中国人来说，激瘦饮食推荐的食物比较有限，因此执行起来会比较困难，所以我更建议采用生酮饮食或者杜坎饮食的同时，有针对性地挑选一些激瘦饮食推荐的食物，刺激体内某些能激发易瘦体质的激素，为减肥助力。

有个很有意思的现象，之前谈生酮，说身体产生酮体，而目前科学界对酮体的研究集中在"β-羟丁酸"，它是酮体的主要组成部分，能够促进乙酰化，从而让身体更易瘦。所以，你采用生酮饮食，他选择激瘦饮食，虽然方法不同，但终会在某些地方殊途同归。

4.1.5　地中海饮食

地中海饮食被称为全世界最健康的饮食方法。

地中海饮食的食材结构大概是这样的：大量蔬菜，如西红柿、羽衣甘蓝、西蓝花、菠菜、胡萝卜、黄瓜和洋葱；大量新鲜水果，如苹果、香蕉、无花果、枣、葡萄和甜瓜；适量谷物，如全麦、燕麦、大麦、荞麦、玉米和糙米；几乎天天用橄榄油；适量海鱼类，它是 ω-3 脂肪酸的主要来源；适量鸡、鸭等家禽肉类；适量豆类和坚果，如杏仁、核桃、葵花籽和腰果；适量蛋类，如鸡蛋、鹌鹑蛋和鸭蛋；适量乳制品；限量红肉和糖；每天适量饮用葡萄酒。

我们来看一些细节。

我认为地中海饮食的重点是原型食物，谷物也强调是全谷物且适量。吃原型食物，基本避免了血糖的大幅波动，稳定了胰岛素，就不容易发胖。同时，原型食物也避免了大量添加剂、毒素，保证了营养密度和营养多样性。

地中海饮食里也有非常多的抗炎食物，比如橄榄油、富含ω-3脂肪酸的海鱼及各种莓果。如果维持较低的炎症水平，身体也不会倾向于合成脂肪。

地中海饮食里，还包含我们前面讲的一些激瘦饮食推荐的食物。

据我观察，地中海沿岸的人很喜欢在日光下活动，饮食配套了，充足的日晒可以让人合成充足的维生素D，帮助管理炎症，维持好的情绪和好的睡眠，维生素D有助于合成瘦素，维持食欲稳定；维生素D对增强胰岛素的敏感度也很重要，所以充足的维生素D能保持健康的代谢。

地中海饮食不限制食量，但如果坚持吃原型食物，充分咀嚼，一段时间之后食欲将趋于稳定，吃饱不吃撑，自然会解决饮食偏差。

地中海饮食中，还有一个细节是限量红肉，它认为红肉会引发身体炎症。我认为，这一点需要根据我们所处的地域而定。如果祖祖辈辈生活在内陆地区，没有太多的海鲜吃，那么我们的身体应该是可以适应红肉的。而地中海沿岸的人祖祖辈辈都吃海鲜，那么可能吃红肉就会不耐受和引发炎症反应。

我认为，地中海饮食完美地解释了生活方式才是决定人胖瘦的关键。因为地中海饮食并不是人们设计出来的，不像生酮饮食、杜坎饮食会有一些刻板的规定。它提炼了地中海地区人群的生活方式，是自然而然形成的。

下面我就地中海饮食的中国化改良大概说几点建议。

我建议把日常饮食里所有的主食换成粗粮，最好是全谷物或者糙米，换句话说，将粥、饺子、馄饨、面条、米饭、包子等精致碳水类食物尽量换成粗粮。

蔬菜尽量凉拌或者低温烹饪，油脂使用橄榄油。甚至有一种稍微夸张一点的说法是，地中海饮食的核心就是橄榄油。现在有很多研究表明，橄榄油即便在高温烹饪下也不容易产生有毒、有害物质。但是，选橄榄油尽量认准"特级初榨"的字样。

至于乳制品，我推荐喝希腊酸奶，就是酸奶做出来之后把乳清过滤掉，它是一种类似于奶酪的天然发酵乳制品，可以补充益生菌，同时不会带来胰岛素波动。因为过滤掉了乳清，所以碳水含量也降低了。

"每天适量饮用葡萄酒"，对此我认为，可以根据个人情况而定。酒精对于人体来说就是纯毒素，所谓肝脏解酒，其实就是在解毒。

还有坚果，我建议一定要吃原味坚果，拒绝调味坚果，或者最好直接买生坚果，自己用烤箱烘焙后食用。

4.2
时间窗口决定论

BBC有一个纪录片，叫《进食，断食，长寿》。断食除了对健康有益处，同时又兼具体重管理的意义。

前文介绍了以食材决定论为基础的减肥派别，而市面上还有一个派别是间歇性断食，强调进食的时间窗口是减肥的关键。本节我们就把目前比较常见的间歇性断食简单介绍一下。

间歇性断食的理论核心是把进食时间固定在每天的某个时间窗口之内，其他时间则保持空腹断食，让胰岛素处在基本平稳的状态，给身体争取更多的燃烧脂肪的时间，从而达到减肥的效果。断食的实质，就是在断食期间，让身体进入生酮状态，从而减轻体重。

比如在当前最流行的16+8轻断食中，每天的三餐要放在8小时以内吃完，比如上午10点吃第一餐，那下午6点之前要吃完最后一餐，下午6点到第二天10点保持空腹，只喝水。可以吃两餐，也可以吃三餐。

间歇性断食的意义还体现在健康方面。

例如，间歇性断食能启动细胞自噬。细胞自噬是指细胞自己吞掉老旧的、不健康的细胞。形象点来说，就是人体在自动清除垃圾，更新升级。它是人体在进化过程中形成的一种保护机制，需要在饥饿状态下才能够启动。

间歇性断食还被用在一些疾病的干预中，比如研究表明，阿尔茨海默病可以通过间歇性断食来预防。

如果癌症病人在化疗期间，配合间歇性断食，会缩短恢复期。癌细胞是一种野蛮生长的细胞，如果断食，正常的健康细胞会休息、休眠、自我修复，而癌细胞依然疯狂活跃，所以这时候化疗，对健康细胞的伤害就会减小，枪正好打在癌细胞这只出头鸟上，对它的杀伤力更大，使后续的修复周期变短。

在人类的进化过程中，只有进入高度文明社会之后，才实现了持续温饱。而"饥一顿、饱一顿"才是绝大多数时候的常态，也只有这种状态才可以激发人体巨大的潜能和健康修复能力。

4.2.1　16+8轻断食

16+8轻断食，是指把一天吃东西的时间放在8小时以内，我的建议是早上10点到下午6点之间进食，或者吃午餐和晚餐两餐，这样不影响社交，也不会在漫漫长夜饿得发晕。另外16个小时保持空腹，空腹期尽量只喝水。这个方法目前在国内外都很流行，又被称为16小时轻断食。

要注意的是，即使是要在8小时之内吃完一天的食物，也一定要保证足够的热量和营养摄入，不要把它操作成节食。

1. 16+8轻断食有什么具体的食材要求

没有。但如果吃低碳水类食物，会加分。这就类似于考试里的附加题，可以不做，但做对了能拿更高的分。

间歇性断食之所以有这么大的魅力，就是因为它在食材上没有硬性要求。它不像前文讲到的饮食方法，需要人必须具备基础的健康知识，筛选出对应规则的食材。所以，执行16+8轻断食，你可以吃你喜欢的任何东西，只要做到吃饱不吃撑就可以了。

2. 16+8轻断食适合什么人群

我推荐没有太多减肥经验的人可以尝试一下这种方法。如果已经采用过各种各样的减肥方法，身体也已经接受过各种各样的减肥刺激，都比较"皮实"了，那再采用这种方法的效果可能不大。

所有饮食的改良一定要和过去的自己比较，有效条件要保持一致。比如现在正执行低碳水饮食，突然想换成16小时轻断食，那么不见得会有效果；但如果一直在执行低碳水饮食，想要加快速度，那么在低碳水饮食的基础上再把进食时间窗口缩短到8小时以内，效果可能会非常明显。

16+8轻断食还适合想要维持目前体重的人。很多人通过一些方法减肥成功了，却不知道如何维持这个理想体重，16+8轻断食就是一个不错的选择。

16+8轻断食还适合用来调理胰岛素抵抗，因为在一天内，有16个小时不吃东西，就意味着胰岛素是稳定的，将它与低碳水饮食结合能够更快地恢复胰岛素敏感度。

另外，我指导过很多人执行16+8轻断食，他们发现这个方法能让他们戒掉零食。因为之前一直处在嘴馋、不停吃零食的状态，而这个方法让他们只能在8小时的进食窗口内吃零食而不是完全戒掉零食，所以心理上没有那么恐慌，不会带来零食失去感。而当他们看到原来十几个小时不吃东西也没有想象中那么痛苦时，慢慢地就不依赖零食了。

所以，我建议所有的减肥初学者，都可以试试16+8轻断食。

3. 三顿变两顿，巨大的进步

"一日三餐"不是铁律，它可以被打破。若改成每天吃两餐，那人的精神状态和健康状态，都会有所改善。

在一档综艺节目里，明星韩雪分享了她的日常生活。她说她妈妈是医生，她家一天只吃早餐和晚餐两餐。妈妈说很多病都是吃出来的，吃得越多，错得越多，病也越多。这是在主流媒体上比较少见的言论，但在代谢疾病领域，它并不陌生。如果我们没有办法改变高碳水的饮食结构，那么，把每天三餐改成两餐，即使一餐吃原来1.5倍的量，也会让血糖每天从原来的三次波动变成两次波动，这对于健康和体重管理都有很重要的意义。

如果觉得一开始空腹16个小时有点困难，那我们可以改成空腹14个小时，早上8点吃一餐，中午不吃，晚上6点之前再吃一餐。但是早餐和晚餐之间不要再吃其他食物，可以喝点咖啡、茶或柠檬水。

很多人觉得一日三餐变两餐，肠胃一定会出问题。其实不然，我们不吃东西的时候肠胃只会休息，不会工作，所以，从肠胃保健的角度来说，间歇性断食很有意义。

4. 16+8轻断食瘦不下来怎么办

从科学上来说，即便是正常碳水量的饮食，空腹16个小时基本也能够进入生酮状态了。所以大体重的人用这个方法几乎都能有效果。如果大体重的人初期没有效果，那么需要等一段时间，因为体内可能正在进行一些激素调整和修复。

如果是小体重的人，或者使用16+8轻断食进入平台期了，那么建议使用循环的饮食策略。比如一周有5天使用16+8轻断食，另外两天吃三餐，不用把进食控制在8小时内，或者另外两天使用更严格的18+6轻断食。

还有其他的加分项，比如在断食期尽量保持情绪的平稳和愉悦，这样会降低皮质醇水平，如果期间情绪发生大波动，胰岛素水平升高，身体就会退出生酮状态；好的睡眠质量也是轻断食的加分项；若在断食期加一些小小的运动量，比如早上起床空腹做15分钟的有氧运动，也能够提升燃脂效率。

5. 其他的轻断食

除了16+8轻断食，还有升级版的18小时轻断食、20小时轻断食和23小时轻断食。这里的几个数字都代表了空腹的时长。以23小时轻断食为例，就是每天只在1个小时以内吃东西，其余的23个小时都保持空腹。其他的以此类推。

每个人可以根据自己的身体情况，灵活选择不同的轻断食组合，来达到减脂式保健的目的。

还需要提及一个概念叫作"营养密度"。

比如执行一天一餐轻断食时，如果执行得不好就会变成节食，身体受到伤害。所以，当进餐频率减小，就需要吃营养更丰富的食物。比如吃2个拳头的馒头会很撑，但是营养很少，若吃2个拳头的新鲜三文鱼，它的热量、蛋白质、优质脂肪和维生素都会更多，三文鱼较馒头的营养密度更大，这就是营养密度最直观的理解。

以下是我推荐的一些营养密度大的食物，供大家参考。

- 动物内脏：猪心、猪肝、牛肝、鸡肝、猪血、鸡血、猪肾、鱼油、羊心、羊肚、鸭肝等。
- 海鲜类：沙丁鱼、鲟鱼、虾、金枪鱼、三文鱼、牡蛎、蛤蜊、扇贝、生蚝、青鱼、黄花鱼、带鱼、鲈鱼、红利鱼、秋刀鱼等。
- 肉类：牛肉、猪肉、羊肉、鸡肉、鸭肉、鹅肉、兔肉、驴肉等。
- 乳类及乳制品：牛奶、奶酪、酸奶、干酪等。
- 蛋类：鸡蛋、鹅蛋、鸭蛋、鸽子蛋等。
- 坚果类：南瓜子、杏仁、山核桃、夏威夷果、榛子、巴西坚果、奇亚籽、葵花籽。
- 蔬菜类：芥菜、菠菜、羽衣甘蓝、西蓝花、紫菜、海带、海藻、裙带菜、海苔、芦笋、牛皮菜、芹菜、莜麦菜、油菜、菊苣、绿白菜、大白菜、菜心、香菜、空心菜、韭菜、大蒜、辣椒、番茄、洋葱、苦瓜、白萝卜等，尤其推荐绿色蔬菜。

6. 轻断食是否可以长期执行

以上的轻断食都可以长期执行，特别是16+8轻断食，它不仅适用人群广泛，而且执行起来弹性也比较大。

比如，平常第一餐安排在上午10点吃，最后一餐在下午6点之前吃，但是某天突然有应酬，最后一餐吃完已经晚上9点了，那就可以从晚上9点开始算16小时，也就是到次日下午1点再吃当天的第一餐。如果想把节奏调回来，就依然在当天下午6点之前吃完最后一餐。

如果每天的生活都不规律，你完全可以选择在每天最后一餐结束之后持续空腹16小时后再进餐。但是，长期不规律的进食真的对身体是一个挑战。

7. 间歇性断食是否会伤肠胃

一个总体的原则是：如果以轻松、愉悦的状态来进行断食，我们的肠胃是不会受到伤害的。但如果每天苦大仇深地执行断食，肠胃会不舒服。情绪跟肠胃的关系非常大。

而且，只要选定了一个让自己舒服的间歇性断食，大概固定进食的时间窗口并养成习惯，就不会损伤肠胃。但如果今天吃一餐，明天吃三餐，后天吃两餐，大后天又吃三餐，那这样的不规律进食就很容易损伤肠胃了。

值得一提的是，一天一餐的饮食方法还有弹性空间，也就是一周内可以安排一两天（不用固定）吃不止一餐。很多人采用一天一餐这个方法时，很难在一餐中摄入足够的热量和营养，如果长期这样，身体就会很紧张，但如果一周内有一两天比如周末吃多一餐，那身体就会觉得相对舒服一些。

当然，也可以选择严格执行一天一餐，比如在聚餐的时候也无动于衷，看着别人吃，但我觉得这多少有点被生活虐待的感觉。

后面还会介绍其他一些间歇性断食，但操作难度会比这几个要高。所以这里我提出一个概念：断食与其说是一种方法，不如说是一种能力。就像有些人即使采用比较极端的断食方法，如辟谷，也可以很轻松、顺利地进入良好的状态，但有些人辟谷一两天就因为低血糖晕倒，甚至需要送医急救，那说明这些人不具有这种能力。其实，人类断食的能力都是与生俱来的，但后来由于太规律地吃东西或者其他原因丧失了这种能力。

如果要练就一种能力，一定要从初级阶段开始，前面讲的几种间歇性断食就属于初级阶段。等初级阶段的间歇性断食运用得比较自如了，再继续升级就安全多了。

8. 断食12小时有用吗

如果正在执行生酮饮食，不摄入碳水，那么断食12小时可以达到别人断食16小时的健康效果。比如其他人一餐吃了两碗米饭，还有别的碳水类食物，那身体可能需要4小时左右让胰岛素恢复到正常水平。而生酮饮食者不需要这个周期。

对于大部分正常摄入碳水的人来说，12小时的断食，可能没办法让身体达到生酮燃脂的状态，但是已经可以让肠胃得到比较好的休息了，这对于肠道菌群来说是有好处的。而且对于很多人来说，做到12小时不吃东西已经挺有难度的了。

4.2.2 5＋2轻断食

5＋2轻断食，在近两年也很流行。《轻断食》这本书里专门讲解了这种方法。它大概的操作就是，7天的周期内有5天随意吃自己喜欢吃的东西，另外2天用来做轻断食。在断食日里，女性可以每天摄入500大卡以内的热量，男性可以摄入600大卡左右，也可以什么都不吃，只喝水。断食日可以不是连续的两天。

这个方法适合应酬较多、生活不太规律的人。建议5＋2轻断食持续进行为好，持续8～20周，预期效果是瘦5～10斤。

1. 5＋2轻断食的一些操作细则

很多人可能会疑惑：如果一天只摄入500大卡，那能吃些什么呢？ 2020年网络上有一个非常火的减肥方法——北京协和医院高效减肥法，其中有一部分讲到了5＋2轻断食。关于在断食日吃什么，它是这样安排的。

- 早餐：2小杯低脂/脱脂酸奶＋1个鸡蛋。
- 午餐：不吃主食，只吃200g水果。
- 晚餐：50g米饭/200g薯类＋250g蔬菜＋50g瘦肉。

我粗略计算了一下，这些食物的总热量大概就是500大卡。根据这个建议来吃，食材的选择更加多样，无须严格按照某一个固定食谱来执行。

如果觉得麻烦，我个人建议可以只吃鸡蛋。

《轻断食》一书中有分别针对女性和男性的建议，我大致摘录如下：

对于女性，"断食日的早餐通常是低糖的什锦果麦，可以加一些新鲜的草莓、杏仁和低脂牛奶。午餐是一个苹果。晚餐则安排吃一顿丰富的沙拉，有整堆的菜叶和一些瘦肉（蛋白质），也许是熏鲑鱼、金枪鱼或鹰嘴豆。在轻断食的一天，喝加了一点现挤柠檬汁的矿泉水、大量的花草茶和几杯黑咖啡。"

对于男性，"我用高蛋白的早餐开始一天，通常是炒蛋或一碟白奶酪。白天喝几杯黑咖啡和茶，如果饿的话就置之不理，或者出去散散步，直到饥饿感消退。晚上吃一点鱼或其他肉类，搭配大量水煮青菜。由于从早餐后便开始禁食，我会觉得晚餐特别美味。"

2. 如何度过看似困难的断食日

- 小口进食，细嚼慢咽，专心用餐，把少量食物吃出更多满足感

我曾经让我的一些学员用本子记录每一样食物的口感和食用时的感受，并放慢进食速度，这样可以帮他们少吃很多东西。同时，这种客观的记录也可以帮他们摆脱对某些特定食物的依赖。想吃特定食物的时候，就把本子拿出来看看，回忆起当时的感受，欲望就减退了。

- 可以找小伙伴一起做轻断食

很多减肥的女生会有类似的经验，就是加入各种减肥群，大家相互鼓励，遇到困难就相互交流，这样可以在痛苦的减肥过程中得到很多慰藉。

- 在工作日轻断食

在工作日的时候，人们往往一忙起来就会忽略吃东西，而如果在周末或者休息的时候，闲来无事，嘴巴寂寞，就老想动一动，所以我更建议大家在工作日轻断食。而且，在工作日少吃东西，头脑会更清醒，特别是在身体学会分解自己的脂肪作为能量之后。

- 保持补充电解质

在断食日，要更加注重电解质的补充，如钾和镁等，最简单的方法就是喝点海盐水。电解质有稳定食欲的作用，能够让身体放松、心情愉悦。同时，在断食日保持电解质平衡，还可以减少第二天进食时身体可能出现的不良反应。有的人断食后再进食会头晕、消化不良或者拉肚子，这都是因电解质失衡而导致的。

网上可以很容易搜索到电解质粉类的产品，但要尽量选择无糖的，直接泡水喝就可以了。

3. 如果以"周"为周期，建议哪两天做轻断食

我个人觉得周一和周四比较合适。

对于大部分人来说，周末可能因为聚会等社交活动，避免不了吃东西，而且比较难控制量。那么，周一来做轻断食，可以帮助肠胃休息。而且，周日如果吃得比较"放肆"，周一突然严格，也有

利于突破平台期。突破平台期虽然是一门"玄学"，但是有很多人尝试过，稍微放松一点后突然严格，就跨过了平台期。

很多人的周末生活是从周五开始的，所以更推荐选择在周五之前，周四作为第二个断食日。

当然，以上只是建议，我的很多学员也习惯用周末的一天来做轻断食，这样可以在家里好好休息。

4. 经期可以轻断食吗

可以。如果断食日正好遇上经期，又刚好你的情绪不稳定，很焦虑，身体也非常不舒服，那你可以选择结束轻断食，采取让自己舒服的饮食方式。但如果整体上感觉比较平稳，则可以继续执行轻断食。有一定操作经验的人，会很巧妙地避开自己状态不好的日子。因为两天的断食日是随机的，不用非得固定在每周的某两天。

5. 在断食日可以运动吗

可以。已经习惯轻断食的人，即使在断食日运动，也不会有很明显的不舒服的感觉。但如果刚开始执行这种饮食方式，那可能你会在断食日觉得体力不支，这时不必强迫自己运动，或者做一些中轻度的运动。一切以自己的身体感受为准，切忌让身体有强烈的不舒适感。

6. 注意循序渐进

对于5+2轻断食，很多人实践后觉得，断食日受不了，忍不住要暴饮暴食。如果你平时与饥饿的相处不太好，那么我就不建议你直接采用这种饮食方式。

轻断食要从16+8轻断食入门，然后逐渐尝试18小时轻断食、20小时轻断食，直到在空腹期能够情绪平稳地与饥饿相处后，再开始尝试更苛刻的轻断食。注意，千万不要对抗饥饿。

《轻断食》一书将5＋2轻断食归为入门级，但我认为这要因人而异。每个人只有亲自体验过，才能根据身体的真实反应做出正确的也是最适合自己的决定。

4.2.3　周一断食法

除了5＋2轻断食，还有一个断食方法，叫周一断食法，这个方法是从日本流行起来的，还专门有本书介绍它——《周一断食》。这本书封面上就写着：1周断食1次，1个月减重5～7kg。

比起5＋2轻断食，周一断食法的名气并不算大，但我觉得它的可操作性更高。这也是到目前为止我体验过的比较舒服的减肥方法，而且它适合长期执行。

1. 周一断食法的基本操作细则

它把一周分为3个阶段：周一是断食日，周二到周五是良食日，周六和周日是"自由"的日子。

每周一，除了喝水，什么都不吃。

周二至周五，早上喝酸奶、吃应季水果，中午吃肉和菜，晚上吃素，可以吃到饱。这也符合典型的低碳水标准。我个人认为可以改良为，早上吃鸡蛋，午餐、晚餐一荤一素，水果放在晚餐吃也行。

周六和周日，可以吃任意喜欢的东西。

下一个循环又从周一开始，这也刚好可以让周末负担重的肠胃得到有效的修养和调理。

这种方法的好处是，每周一天的断食会对身体有良性刺激，其他几天身体都会处于很满足的状态——4天低碳水，2天综合营养，身体的感觉会比较舒服。而且，断食日和"自由"的日子是挨着的，更容易让身体"放松警惕"，从而释放更多的脂肪，突破体重下限。

2. 循环刺激的意义

前面讲过，如果持续一天一餐，那很可能会造成身体紧张，所以一周安排两天多餐，可以让身体感觉舒服。身体的安全感是减肥的重要指标。如果使用一个固定的饮食方法，平台期持续很久，那就需要多维度刺激了，周一断食法可以满足这个需求。

周一断食法有断食日的刺激，有4天低碳水但营养相对丰富的摄入，还可能有高碳水刺激（如果周末两天选择高碳水饮食），这对于身体来说是一个很综合的体验。而且，一周只有一天断食日，身体的安全感也会更高。

对于爱碳水或者爱零食的人来说，想着只要到周末就能够吃喜欢的东西了，那么周一到周五也不会特别难受，不会觉得因为减肥要放弃很多东西，这在心态上也是利好的。

4.2.4　更长时间的断食法

超过24小时的断食方法就属于长时间断食法了。

超过30小时的断食，已经不是普遍意义上的减肥方法了，而且也不适合经常使用。超过30小时的断食，可以让身体发生非常明显的自噬效应，会修复体内很多激素紊乱。同时能够刺激生长激素旺盛分泌。深度睡眠能让人分泌比日常多6倍的生长激素，而断食30小时以上可以让人分泌比日常多30倍左右的生长激素。

生长激素对于人的肌肉生长、脂肪分解都有促进作用。所以如果你是一个典型的"瘦胖子"，肌肉量很少，肉很软，或者炎症很严重，比如经常偏头痛、身体慢性疼痛、记忆力断崖式下降等，可以一个月尝试1~2次这种长时间断食法。

接下来我们简单认识一下长时间断食法的典型代表——辟谷。

1. 辟谷并不是单纯的减肥法

辟谷，即传说中的"光靠饿肚子就能瘦"的减肥方法。

辟谷又叫断谷、绝谷、却谷，字面意思是不食五谷，以药膳等食物充腹或者断食一段时间。辟谷起源于先秦，流行于晋唐。道教创立后，继承并发展了这种养生术。在减肥界，辟谷被粗暴地理解为绝食。而事实上，在辟谷期间，可以配合药膳，同时讲求呼吸吐纳，讲求修行、修心和养身。

我妈练瑜伽，有时候也会由老师带领辟谷，但时间不会很久，最多持续3~5天，主要练习呼吸和冥想，为了在饥饿状态下维持好的情绪和身体状态。另外，也会配合一些膳食补剂。

我们不对严格意义上的辟谷做深究，但可以肯定的是，辟谷绝不是单纯意义上的断食或绝食。

现代狭义上的辟谷是指清水断食，只能喝水和吃一些膳食补剂。

但现在辟谷已经被披上营销的外衣，市面上能够看到一些辟谷产品，如辟谷红糖，宣扬每天喝辟谷红糖水可以补充营养，其实就是喝点红糖水防止低血糖。这很难让辟谷者进入良好的燃脂生酮状态。

我还听说过"三日改良辟谷"的说法，即用苹果醋、柠檬汁、蜂蜜等为原料调制出三日辟谷饮等。但这些都不是真正的辟谷，而是打着辟谷的名义，执行低热量液体断食，只不过选取的食材相对健康，会有一定的清肠功效而已。

2. 辟谷如何开始

直接开始即可。如果身体处于营养性生酮状态，那就可以比较顺利地进入稳定辟谷的状态，因为有了生酮饮食的基础，身体已经可以非常顺利地开启用脂肪供能的模式。

辟谷需要大量地喝水，每天2000～3000mL。

如果平常身体习惯的是糖供能模式，那进入辟谷就需要一定的适应期，一般3～4天。

还是这个前提：最好尝试过各种时间长长短短的断食方法，知道如何与饥饿相处，知道如何处理情绪和不稳定的身体状态，只有在这些基础之上才可以轻松地进入辟谷的良好状态。

或者，在专业的、信得过的机构或导师的指导下进行辟谷，以免发生不必要的麻烦，甚至危及生命，毕竟有时仅低血糖一个因素就可能致命。

3. 辟谷会反弹吗

如果辟谷之后又恢复到以前的生活状态，那答案是，会反弹。我有非常多的学员都曾经做过辟谷，有的人还瘦了几十斤，但都反弹了。

这也是辟谷并非减肥方法的主要原因。辟谷不会让人学习到任何饮食方法或培养出任何健康的饮食习惯，所以辟谷结束后，一旦恢复到以前的生活习惯，很快就会胖回去。

要想辟谷不反弹，可以用低碳水饮食慢慢复食，体重可能会稍微反弹一些，但不会胖回原来的样子。我们需要让身体记住一个体重，形成新的体重定点。

4. 辟谷的养生功效

辟谷用持续的饥饿水平，刺激并启动身体所有的自我修复机制，保健效果比较明显。

最直接的功效是过敏症状可能会有所改善。很多人由于饮食偏差，摄入了很多身体不耐受的炎症物质，让免疫系统一直被激活，处于紧张状态产生应激反应，所以身体变得敏感。通过辟谷，可以代谢体内的垃圾和炎症物质，启动自噬效应修复受损部分，同时使免疫系统得到休息放松。所以，敏感体质者可以试试较长时间的断食。很多容易长疹子或者皮肤容易过敏的人，在辟谷之后，这些情况可能都有所改善。

除此之外，辟谷会改善肠胃的亚健康状况，排泄顺畅，肠鸣、胀气或者其他一些肠胃方面的小问题会消失；皮肤会变好，特别是脸色暗沉问题将有明显改善，这源于某些炎症的修复；辟谷还会让所有内脏器官得到非常好的休息；辟谷者体重减轻，体脂率有明显下降。

进入良好的辟谷状态后，并不会像传说中说的那样因为缺少糖的摄入而变得笨拙，相反，辟谷者的头脑非常清醒，记忆力增强，感官更加敏锐，因为身体已经稳定使用脂肪供能了。

以上这些辟谷的好处都是能够直接感受到的，而且，辟谷作为一种养生方式，在方法正确的基础上，是可以定期执行的。

5. 辟谷会有反作用吗

可能会有。如果选择在身体非常不适的情况下辟谷，那可能会摧毁身体的最后一道防线。

分享一个我的真实经历。在刚做自媒体不到半年的那段时间，我特别焦虑，严重失眠，压力大，吃不好，做什么事都提不起劲儿，已经濒临抑郁的程度了。那时我试着断食了一整天，立刻就起了带状疱疹。

我猜这是因为当时我的免疫系统已经非常脆弱，再叠加断食，带状疱疹就爆发了。

所以，如果亚健康状况比较严重，就不要贸然断食，以免身体支撑不住而导致一些严重后果。

6. 辟谷会掉肌肉吗

会，但只会掉一些而已。

在长期的进化过程中，人体逐渐进化为重耐力而非爆发力的状态，所以人体会分解多余的肌肉，也就是说，那些练出很大肌肉的人更容易掉肌肉。当肌肉量回到一个正常的区间水平，身体的供能优先级就自然变成：吃进去的食物＞自体脂肪＞肌肉，这时激素水平会保护肌肉，不会一直无止境地掉肌肉。就像执行轻断食，适当的饥饿状态会激活生长激素，生长激素一方面刺激肌肉生长保护肌肉，一方面又促进脂肪燃烧产生酮体供能。所以，高肌肉率的人减肥时会容易掉一些肌肉，而当肌肉率处于正常水平时，科学的减肥方法是不会一直掉肌肉的。

此外，还有很多断食法，如隔日断食法或三日断食法等，都是类似的道理。隔日断食法常被用来突破平台期，主要是通过第一天正常吃、第二天清水断食或者摄入500大卡以内热量的方式，循环刺激身体。但我不建议连续使用隔日断食法超过两周。三日断食法，即连续断三天只喝酵素类饮料。这种方法更适合清理肠胃、调节便秘。

断食，总体来说，一定要循序渐进，逐渐培养断食能力，这样才能自如地去进行体重管理和健康管理。

4.2.5　断食期饿了，可以吃什么

断食主要有两个效果：自噬和燃脂。

只要胰岛素保持平稳低位，身体就会启动燃脂模式。而人只有在持续一段时间饥饿的状态下，体内自噬效应才会发生。

所以，要保持"自噬"＋"燃脂"状态，就只能吃非常少的、低热量的、对胰岛素刺激小的食物。如果只是想启动燃脂模式，那只要吃对胰岛素影响小的食物就可以了，不一定非要强调低热量。

在断食期饿了，我推荐可以喝少量饮品，如白开水、茶水、柠檬水、美式咖啡、无糖苏打水、苹果醋水等；吃少量水果，如半个牛油果、50g圣女果等，以及其他食物，如一个鸡蛋，一小杯无糖银耳、50g鸡胸肉、一小把南瓜子、一小杯无糖酸奶等。

4.2.6　断食后如何复食

在执行了比较激烈的断食之后，复食非常关键。网上传说，"复食就要喝好消化的小米粥"，这个说法一半正确一半错误。

如果用辟谷来养生，复食喝小米粥没有问题。小米粥的主要成分是糖（碳水）。从养生的角度来说，饿肚子一定会伤脾胃，养脾胃最好的营养素是碳水，因为它对脾胃来说负担最小，而小米粥又是各种碳水类食物中对脾胃最好的。如果这时候，你吃难消化的肉类，可能身体会感觉非常不舒服，甚至持续出现没有胃口、水肿等问题。但从减肥的角度来说，小米粥肯定会飙升血糖。

复食也是讲究周期性。如果断食3天以内，那复食不用太过刻意；如果断食3天以上，那复食周期一般是断食天数的1.5～2倍，比如断食5天，那接下来的7～10天就得注意进食的顺序和节奏了。

如果是几天断食后复食，那建议复食热量控制在1000～1200大卡。

复食的根本原则是：

- 温和对待消化系统，缓慢激活消化系统。
- 稳定胰岛素，避免长胖。
- 平衡电解质，规避复食后的不良反应。

所以，复食可以从蛋白质开始，尤其是从比较好消化的蛋白质开始，如炖烂的瘦肉或者鸡蛋羹、蛋花汤等，因为这类食物的胰岛素负担比较小。

在断食期间，胰岛素水平低，会导致排水，电解质容易流失，于是血液和细胞的电解质水平都会有相应调整。所以，复食初期不要吃太咸，一旦血液里的电解质水平忽然快速升高，它就会向细胞渗透，从而导致身体出现很多不良反应，如头晕、恶心、拉肚子等，严重的还可能有生命危险。

不要吃会加重身体负担的食物，包括坚果、水果和膳食纤维含量高的蔬菜。坚果不好消化，而且它含有植酸和草酸等植物素，可能会让其他营养，特别是矿物质、电解质的吸收率降低。水果的果糖含量高，会加重身体特别是肝脏的负担。在复食初期，肝脏有很多事情要做，所以就不要再吃水果来给它增加负担了。甘蓝、芹菜等这些特别难消化的纤维类蔬菜，要少吃，以免加重肠胃负担。等肠胃稍微恢复一点活力了，再增加膳食纤维的摄入。

4.2.7　骨头汤黄金饮食法

我一直推荐大家尝试骨头汤饮食法或肉汤饮食法，也就是选择一切你喜欢吃的肉类或者骨头类，与非淀粉类蔬菜一起炖，并以此作为主要食物。这种饮食方法营养丰富，脂肪、蛋白质、膳食纤维等含量都很高，且对胰岛素刺激很小。

复食时，骨头汤就是一个很好的选择。可以先喝点汤，然后吃点好消化的瘦肉，也就是以简单的蛋白质开始进食，接着可以吃汤里炖的蔬菜，最后吃脂肪类的肥肉。这样的饮食方法既能满足身体的需求，又不会增加身体的负担。

我之所以把这个方法叫作骨头汤黄金饮食法，是因为不管在什么地方、在什么情况下，只要你需要复食，它就很好用。

这个方法也很适合短期不规律饮食，比如外出旅行大吃大喝几天后快速排水肿，因为它也属于极低碳水饮食。

4.2.8　一些改良的明星减肥食谱

1. 陈乔恩西柚减肥法食谱

陈乔恩推荐的10天瘦9斤食谱，是属于适合日常减肥的低碳水饮食食谱。她在微博上发布的内容是框架性的，我根据这个框架写了一个7日食谱，供大家参考。同类食材可以替换，食谱可以做周期循环。（注：荤菜中的肉量控制为1~1.5拳头。）

- 第1天

早餐：半个西柚、两个水煮蛋、两块烟熏肉/培根（总量不超过1手掌，下同）。

午餐：半个西柚、油醋汁生菜沙拉、萝卜炖牛腩。

晚餐：半个西柚、香煎三文鱼、油醋汁生菜沙拉。

- 第2天

早餐：半个西柚、两块烟熏肉、两个煎蛋。

午餐：半个西柚、油醋汁生菜沙拉、生酮回锅肉。

晚餐：半个西柚、煎三文鱼扒、油醋汁生菜沙拉。

- 第3天

早餐：半个西柚、两块烟熏肉/培根、两个煎蛋。

午餐：半个西柚、油醋汁生菜沙拉、煎牛排。

晚餐：半个西柚、油封鸭腿、油醋汁拌沙拉。

- 第4天

早餐：半个西柚、两块烟熏肉/培根、两个蒸蛋。

午餐：半个西柚、油醋汁生菜沙拉、红烧肉（用代糖）。

晚餐：半个西柚、黄油煎虾、油醋汁生菜沙拉。

- 第5天

早餐：半个西柚、两块烟熏肉/培根、两个水煮蛋。

午餐：半个西柚、油醋汁生菜沙拉、蒜香烤排骨。

晚餐：半个西柚、煎牛排、油醋汁生菜沙拉。

- 第6天

早餐：半个西柚、两块烟熏肉/培根、两个煎蛋。

午餐：半个西柚、油醋汁生菜沙拉、煎牛排。

晚餐：半个西柚、煎鳕鱼、油醋汁生菜沙拉。

- 第7天

早餐：半个西柚、两块烟熏肉/培根、两个茶叶蛋。

午餐：半个西柚、油醋汁生菜沙拉、炖猪蹄。

晚餐：半个西柚、蒜香黄油大虾、油醋汁生菜沙拉。

2. 关晓彤改良食谱

关晓彤在小红书上发布的食谱是一套适合夏天的清爽减肥食谱，后面还附上了关于午餐和晚餐的建议，我根据内容做了一些改良。

- 星期一：桂花鸡头米糖水

（温馨提示：鸡头米不适合产妇、小孩、消化不好的人、便秘的人以及容易上火的人食用。）

改良后：猪蹄汤、排骨汤、鸡汤等，汤中可以加入冬瓜、萝卜、木耳等（适合胃口大的人）。

- 星期二：清爽海参时蔬

改良后：三文鱼或牛肉，煎炒、烟熏均可；配合蔬菜，蔬菜可以凉拌，也可以煎煮。

- 星期三（碳水日）：粗粮+红石榴（慢碳水+水果）

改良后：用魔芋米、魔芋面代替粗粮，或者改为冻豆腐或意大利面；水果可以选择蓝莓、柚子；整体保持碳水类食物150～200g，水果100～150g。

- **星期四：南瓜粥**

（温馨提示：喝小米/大米南瓜粥，效果等同于喝纯天然的健康奶茶，虽然会影响血糖，但是还算健康。）

改良后：如果吃不饱，可以加2~3个鸡蛋，烹饪方式不限，也可以添加各种咸菜。

- **星期五：上汤枸杞叶**

改良后：任何清热的蔬菜都可以，如茼蒿、冬瓜、西蓝花等。推荐上汤冬瓜，味道非常好。素食者可以搭配海带结、酸笋等爽口小菜；肉食者可以加些卤肉，如卤牛肉、卤鸭脖、卤鸡翅等。

- **周末（放纵日）：火锅或烧烤**

（温馨提示：火锅和烧烤不会让人发胖，但火锅或烧烤配酒或甜味饮料就会让人很胖。）

改良后：涮火锅或者烧烤可以选择五花肉、牛肉、排骨、鸡翅、动物内脏、绿叶菜、萝卜、冬瓜、南瓜、竹笋、冻豆腐、午餐肉、四季豆等食材。各种粉条不能吃，土豆和藕少吃，烤面包片和馒头片不能吃，冰汤圆、冰粉等甜品都不要吃。可以喝的饮料有0度饮料、元气森林系列饮料、矿泉水、柠檬水等。

4.3
也许，"瘦子习惯"才是王道

如果说，任何一个具体的减肥方法，都会让你感到不自在，那么我再推荐一个方案，就是习惯减肥法。

所有强规则型的减肥法，对于操作者来说都会造成压迫感。就像我举过的例子，一个人如果给自己制订了一周7天的食谱，每天喝多少杯水，几点喝水，几点做运动，几点散步，几点按摩，几点吃不同的营养素，等等，那么减肥多半会以失败告终。因为规则强大会让人处于弱势，有"失去感"，觉得失去了自由、零食、社交，从而更容易打破规则。

4.3.1 鱼肉菜蛋菇，藻芝薯奶谷

"鱼肉菜蛋菇，藻芝薯奶谷"，是我给大家的瘦子饮食十字诀。这十个字几乎涵盖了所有的食材范畴。

在十字诀的世界里，没有能吃或者不能吃的，只有优先级。

- 鱼：可以是各种各样的鱼类，海鱼、河鱼都行。
- 肉：鸡、鸭、猪、牛、羊、兔子等，各种肉都包括。

- 菜：非淀粉类的蔬菜，比如绿叶菜，以及西蓝花、芹菜等。
- 蛋：鸡蛋、鸭蛋、鱼蛋、鹅蛋、鹌鹑蛋等。
- 菇：所有的菌菇类。
- 藻：海洋蔬菜，比如海藻、海苔、海草等。
- 芝：以芝麻为代表的坚果类。
- 薯：薯类，比如红薯、山药、土豆等。
- 奶：比如牛奶、酸奶等乳制品。为什么奶要放在后面呢，因为牛奶比较特殊，牛奶虽然不含糖，碳水含量低，但是它直接刺激胰岛素，让胰岛素升高。所以，我更推荐酸奶，发酵掉了乳糖的酸奶。
- 谷：谷物类，比如米、面等。

瘦子饮食十字诀，是2021和2022年，我的粉丝反馈最好用、最好操作的减肥饮食方案。

4.3.2 十字诀饮食的应用

在减肥时，排在十字诀越前面的食材，越优先吃，它们对胰岛素的刺激越小，营养密度相对越大。

我们综合起来说一些运用场景。

比如今天公司聚餐，点了一大桌子中餐，你可以按照十字诀，优先选择东西吃，有鱼就先吃鱼，没有鱼就先吃肉、吃菜，一般中餐的甜点和主食都是最后上，如果你还想吃就吃一些，将碳水后置可以让它对胰岛素的刺激减小，如果不想吃碳水就不吃了。

比如聚餐吃火锅，道理也是一样，先吃肉、吃菜，最后煮一些土豆，吃点蛋炒饭（在四川，吃火锅最后一道菜一般是蛋炒饭配泡菜）。

比如今天加班，外卖点了包子，那么你就先吃肉馅，再吃皮，这样包子对胰岛素的刺激会相对降低。

4.3.3　十字诀饮食的好处

首先，在心理上，十字诀饮食只有优先级，没有禁忌，没有"戒断"，它能够最大程度上避免使用者出现"我将要失去我爱的食物"的心态，进而导致巨大的焦虑感。我有很多学员说，自己每次开始减肥都要下很大的决心，因为从明天开始，就要忍受很多东西不能吃。

其次，可以帮助无痛减碳水。当我们认真吃肉、吃菜后，身体会得到很大的满足感，谷物类（碳水）放在最后单独吃本身也不好吃，而且在吃饱的状态下，谷物类（碳水）很好吃的滤镜也会变淡。很多人就是通过这个方法无痛减碳水的。

第三，它的自由度非常好，能够完美融入每个人的生活，不管是学生还是上班族，吃食堂还是自己做，都能够在自己的环境范围和能力范围内去做到最好。不用去模仿别人的食谱，效仿别人的生活。

第四，它可以修复我们与食物的关系，因为使用者对食物不会再出现"应该""不应该"的判别，不会再因为要减肥而害怕聚餐、害怕应酬、害怕旅行，一旦不再害怕吃东西，食欲就会越来越稳定，与食物的关系也会越来越好，越来越拥有"瘦商"。

最后，它非常容易养成习惯，且入门门槛非常低。我们只需从改变进食顺序、挑选自己已经面对的食物开始。由于食物的选择、进食顺序的改变，带来代谢的改变、体重的下降，慢慢养成一套习惯后，就不会再遇到体重反弹的问题。

4.3.4　极简主义减肥法的4件事

在十字诀饮食的基础上，我总结了一套极简主义减肥法，可以帮助你跳脱出所有的减肥方法、技巧、规则的束缚。

第一件事：做加法。

减肥不要想着这也不能吃那也不能吃，可以这样想："我要多吃更好、更健康的，在十字诀里排在前面的食物"。这些食物吃得多了，那些不健康的自然就吃得少了，而且不会有缺失感和焦虑。

第二件事：做准备。

就是稍微整理一下明天的饮食，不至于临到吃时"兵荒马乱"。熟练运用十字诀的人，可以忽略这一点。

第三件事：做匹配。

匹配自己生活的减肥才是好的减肥，比如，你习惯中午才起床，那就不要逼自己吃早餐；你只有晚上胃口才好，那就白天少吃一点，晚上吃正餐；你习惯了高碳水饮食，那就做到碳水后置而不是去模仿别人生酮；你要上夜班，那可以安排上班前吃一餐，4小时后吃一餐，过4小时下班后再吃一点，然后去睡觉（这样也做到了16+8轻断食）。

第四件事：做积分。

允许自己有做不到满分的时候，但是能拿几分就拿几分。以十字诀为例，如果一餐里有鱼有肉有菜有谷，吃好了是满分；但若条件有限，只有菜有谷，那先吃菜再吃谷，也是积分，只是积不到满分而已。关于积分的内容可以复习第3章。

总之，做加法、做准备、做匹配、做积分，做好这4件事，再结合"鱼肉菜蛋菇，藻芝薯奶谷"这十字诀，就是最适合大众的极简主义减肥法。

既然有极简主义减肥法，为什么前面还要讲那么多？

有一首歌叫作《平凡之路》，有几句歌词是这样的："我曾经跨过山和大海，也穿过人山人海……直到最后才发现平凡是唯一的答案。"

我减了二十几年的肥，做了几年的全职博主，为成千上万的人答疑，研究了各种各样的减肥法后，总结出来的这4件事，是最平凡也是我认为减肥的终极答案。

固定规则的生酮饮食，规定时间的轻断食，营养师配出来的食谱，这些可能会带给大家一些安全感，但我希望大家可以从中找到自己的舒适区，尝试更加习惯化、生活化的减肥方式，找到属于自己的减肥之路。

多说两句

本章介绍了常见的流行减肥法，有强规则性的，也有我自己总结出来的。那么下一章我们就正式进入更微观的减肥流程管理，触及体重管理过程中一些细枝末节的问题。给大家留一个作业吧，思考一下，自己是要从某种具体的减肥法入手，还是从极简主义减肥法入手呢？

>> 第5章

减肥流程管理，让减肥持续

减肥最重要的是，能够持续到瘦下来，并且体重保持稳定。在这个过程中，大部分人会经历一个感觉自己快要坚持不下去了的阶段，这时应该如何应对呢？

想在减肥时做到更理性，就要把减肥当成一个管理项目来执行。前文从心理认知层面和执行层面讲了很多细节，现在我们把自己从中抽离出来，学习一下如何能让减肥流程更加科学。

5.1
减肥需要节奏

如果你想让自己在某件事情上面显得很厉害，那你一定要学会一个词——节奏。

即便你对一件事情完全不懂，你也可以利用"节奏"让自己显得很内行，比如"这首歌的节奏，我觉得不太好""我觉得那个电影的节奏还可以再紧凑一些"，等等。

下面要讲的就是如何把握好减肥的节奏。

5.1.1 减肥幼稚思维盘点

有时候，减肥会陷入死胡同，那可能是因为思维方式存在问题。

如果你的思维方式很幼稚，并把幼稚的思维方式代入了减肥，那就会让减肥变得没有章法。下面我们就来盘点一下减肥过程中的幼稚思维。

1. 急于求成，做事情容易亮底牌

如果你第一次谈恋爱，没有经验，一上来就把底牌亮了，可能导致两个结果：一是如果对方是个"海王"，他知道你的软肋，很容

易就把你骗了；二是对方也是个"嫩草"，你的底牌直接把对方吓跑了。

"如果我用A方法叠加B方法，再结合C方法一起使用，那是不是减肥会很快见效呢？"这是减肥的人最喜欢问的问题。

是，这样做的确能够快速减肥，在初期体重快速下降，但这样容易最快速度、最大限度地激起身体的不讲道理模式。而且，在这种情况下遇到平台期，几乎没有明确的可以改善的办法，只能先吃胖，让身体放松，再重新开始减肥。如果继续用很严格的方法，身体会陷入高皮质醇的紧张状态，进入死循环。

所以还是那句老话，欲速则不达。

最好的状态是，先从一种方法，比如16+8轻断食开始，进入平台期了，再用18+6轻断食，或者循环的轻断食来尝试打破平衡。

2. 沉溺于舒适区，强调"我喜欢"

回想读大学的时候，翘课的理由中是不是有"我不喜欢这个老师"或者"我不喜欢这门课"？道理都懂，但还是会因为"不喜欢"而选择翘课，这就是过于沉溺在自己的舒适区里的一种表现。

在指导学员减肥的过程中，我经常遇到类似的求助："老师，我真的试了这些方法，但我确实不喜欢吃A，不习惯吃B，心里老想着吃C，但是吃C又会长胖。我该怎么办呢？"

在这种状态下，如果遇到困难或者遭遇平台期，就会很容易陷入焦虑："我为什么要这么为难自己？"

前文强调过，减肥需要看自己的身体需要什么。如果总把"我不喜欢""我不习惯"当作理由，却忽略身体的需求，那便是很不成熟的做法。

把"我不喜欢""我做不到"换成"我想要尝试"，比如"我真的做不到不吃面包"，换成"我可以学着尝试少吃面包"，心态就不一样了。

3. 线性思维

很多人减肥喜欢用线性思维，总觉得万事都有因果关系。

"如果我想怎么样，就能怎么样，那多好！""付出越多，收获越大。""别人都可以，为什么我不可以？""我以前都可以，为什么现在不可以？""我昨天吃了比萨，今天就重了，是不是不能吃比萨？"这些都属于线性思维。其实，减肥的问题，我们只能用相关性的思维来看待。

减肥存在很多变量，比如，是否处于平台期，是否有激素抵抗，是否在冬季，是否在节食，体重是大基数还是小基数，饮食结构如何，家族基因情况如何，等等。所以，当计划执行过程不太顺利时，如果可以把这些因素考虑进去，那心里可能会好受一点。

所以减肥最好的状态是"但行好事，莫问前程"，不能预设这么做就一定会产生什么结果。

4. 偶然性思维

比如，"我今晚吃夜宵没忍住吃多了，该怎么办？""我昨天吃太多甜品了，今天怎么挽救？""我今晚应酬喝酒了，怎么办？""我今天怕浪费食物，于是把自己吃撑了，好难过。"

我们应该有持续性、长期性的思维，用系统的眼光来看问题。我们并不是因为今天怕浪费把自己吃撑而长胖的，而是过去很多年用这种思维，顿顿强迫自己吃完、吃撑，才长胖的。

如果一直让自己处于这种不必要的焦虑中，减肥就很容易因为不必要的内耗而中断。

5. 为食物和吃加很多不必要的"戏"

这种心态非常常见，就是俗称的"找理由"。

有些人时时刻刻都在给自己"加戏"，他们最常说的就是："如果我连吃都不能好好吃了，那我活着还有什么意思？""我们要追求生命的厚度，而非追求生命的长度。""我宁愿做吃尽天下美食的短命鬼。"对此，我只能长舒一口气。

吃只是生物的本能，不是生命的意义，而本能不应该被过分拔高。一般而言，做饮食规划，是要改掉一些不健康的饮食习惯，但如果你要为这些不健康的饮食习惯找借口，那就是偷换概念了。

6. 太在意别人的评价

减肥半途而废，可能就是因为别人的一句话："你那么认真减肥，可也没见你瘦了多少呀？""减肥那么久了，怎么还是这么胖呀？"

或者，你减肥只是为了取悦别人，而不是自己真的想减肥。我曾在一篇关于进食障碍的文章里看到一个男生的留言，他说他之所以节食是因为初中时有个老师叫他"小胖"；还有的人节食是因为父亲说"你屁股怎么那么大"……

如果因为刻意逢迎别人的评价而去减肥，那就很容易感到心态不平衡。学会客观地认识自己非常必要，这种客观是建立在不会因为别人的评价而否认自己的基础上的。比如作为减肥博主，我不是很瘦的那种类型，我不爱运动，也没有那么多的肌肉。但我不会因为大家说我不够瘦或者说我没肌肉，就非要去再减几斤或者硬练出很多肌肉来。别人的评价没有那么重要。

客观评价自己，是一种很重要的能力。

7. 受害者思维

受害者思维就是喜欢撇清一切关系。我在做减肥咨询的时候遇到过太多这类案例。受害者思维往往是从小就养成的思维方式，还记得小时候我们撞到桌子了，长辈边打桌子边安慰"别哭别哭，是这个桌子不对"吗？

"为什么我的爸爸妈妈都不理解我，他们总是要做很多好吃的。""我的老板总是给我安排很多应酬，让我没有办法认真减肥。""我的工作太累了，我太焦虑了，我一焦虑我就忍不住乱吃。""我觉得我的生活一团乱，根本没办法减肥。"

通常我在做指导的时候，都会提出"受害者思维"这个概念，建议学员更多地从"量体裁衣"的角度出发，自己的生活是什么样的，就匹配什么样的健康饮食方案，如果一直以受害者自居，陷入自怨自艾的怪圈，就很难有效地调整自己的行为。

以上几种思维，就是减肥中常见的一些幼稚思维，如果走出来，减肥状态会发生根本的改变。

5.1.2　正确看待数据

在讲正确的减肥节奏之前，我们先来认识一下数据的问题，因为它往往是减肥者撑不下去的重要导火线，"我今天体重又长了5两""我昨天明明没吃晚饭，为什么今天却还重了1斤"等等，这些数据很容易让人产生挫败感。

数据焦虑几乎是最难解决的焦虑，没有之一。比如博主会焦虑数据，但是越焦虑越觉得进入创作瓶颈，越难以做出好的内容。

减肥时越焦虑数据，越容易食欲不稳，情绪绷不住就会暴食。

吃饭，越计算精确的克重、热量、营养素比例，越容易缺乏进食满足感，越容易失去自然感知饥饱的能力。

前文说过，减肥的数据无法计算，因为食物在身体内如何代谢，有多少被吸收，没人清楚。

如果去纠结体重数字能够溯源到我们应该做什么明确的改变，那还好，但关键是，我们根本纠结不出结果。

所以，我推荐一周使用一次体脂秤。首先，通过一周的体重变化，能够比较宏观地回顾上一周的生活状态是什么样的。比如上一周整体睡得还好吗，整体情绪稳定吗，非必要性进食多吗？等等。这才是对减肥有帮助的问题。

其次，对于体脂秤上的数据，只要确定各项指标的曲线变化是正向的即可。比如体重在慢慢下降、波动下降、稳中有降，都是很好的方向。那说明前一周、前一阶段的状态是没问题的，继续保持就好了。而如果体重在上升，那可以做整周的复盘，本章后面会讲到复盘的部分。

而对于一些比较具体的数据，比如体脂率，我们需要知道体脂率是怎么被测出来的。体脂秤是通过电极片释放电流测试人体的电阻（肌肉含水多所以导电，脂肪不导电），进而大概推算出身体成分，但它并没有准确地、真切地看到体内各成分含量。

所以，体内水分的变化会导致这个数据的变化。比如你洗了个澡，皮肤、头发吸收了很多水分，身体整体的含水量高了，这时测出来的脂肪含量可能偏低，但不能因此得出"洗了澡，体脂率下降了，所以洗澡可以减肥"的结论。

为了准确，建议固定在某个特定的时间称体重，比如都在早上空腹称体重，依然是看数据的变化曲线。

简而言之，每天都看数据并没有多大意义，而且看到的可能还不是准确的数据。相反，应该看趋势，一周看一次或半个月看一次都可以，这就是节奏，可以有效降低焦虑感的减肥的正确节奏。

5.1.3　体重基数不同，减肥策略可以调整

其实，减肥（脂肪代谢）的底层逻辑都是一样的，只是所处的阶段不一样，策略也不一样。

为方便理解，我们用体重的大基数、小基数、极小基数来划分减肥的阶段。

如果把减肥看成一个完整的过程，人的体重一般会先经历适应期，比如刚开始使用生酮饮食，它正在改良激素抵抗，虽然没有体

重下降，但是已经在起作用了。这是第一个阶段。

第二个阶段是体重顺利下降期。身体在新的饮食方法下打破了平衡，改良了代谢，体重顺利下降，一般能顺利下降的都不会是小基数体重。

第三个阶段是平台期。当身体快速地掉了一些体重、体脂后，身体会开启保护模式，进入平台期。

第四个阶段是体重继续下降期。当身体觉得安全了，并适应了新的体重，如果继续用有效的手段刺激，身体将打破平衡，体重继续下降。

以上几个阶段可能会循环重复。

第五个阶段是拉扯期。当体重掉到小基数或极小基数后，就进入拉扯期了。因为身体会觉得已经很好了，体重不需要再下降了，因此开始上下波动。

第六个阶段是平稳期。至此，减肥结束。

划分方法在前文讲过，我们回顾一下。如果BMI低于24，属于小基数体重，如果BMI低于18.5，就是极小基数体重。对于极小基数体重的人来说，我真的就不建议减肥了。

对于大基数体重人群，我建议的减肥节奏是：饮食+少量运动。

饮食的标准是，选择某一种饮食方法，比如生酮饮食，用80%的努力做成低碳水饮食的版本。运动就做轻量的无跑跳的原地运动，可以避免运动伤害。

一般而言，大基数体重会经历体重变化的所有阶段。在适应期，也就是刚开始使用某种方法的初期体重可能没反应，当身体适应后会经历体重顺利下降期，这时可以把饮食的严格程度加大到100%，因为体重下降会带来很大的动力，即使严格饮食也会觉得很开心，这时候运动稍微加码。

当进入第一个平台期后，体重"不动"了，可以逐渐放松饮食，严格程度恢复到80%，让身体开始放松，运动也可以稍微放松。此时可以叠加轻断食。

当进入体重继续下降期，再把饮食的严格程度拉满。

当体重已经变成小基数或者进入拉扯期了，饮食的严格程度可以回到80%，因为这时身体已经不适合"高压政策"了，而运动可以稍微加强一些，因为体重基数不大了，不容易受伤，而且经过前期的学习，运动能力也提升了。

在拉扯期，采取循环的饮食策略，也是非常合适且聪明的。循环的饮食策略，比如16+8轻断食和18+6轻断食循环，或者碳水循环（周一无碳水，周二到周六低碳水，周天开放日）。运动也可以采取高强度间歇性训练，即HIIT。

以上的介绍不是站在某一种固定的减肥方法上，而是从比较宏观的视角来分析具体到个人减肥实操时，还是要根据身体的体验来灵活调整。

5.1.4　什么才是正确的节奏

微观一点来说，第一，不要用力过猛。何为用力过猛？叠加多种减肥方法就是最典型的例子。叠加使用确实可能比单一使用见效更快，但平台期也会来得更快，因为身体紧张程度更高，而且进入平台期之后，就很难再升级了。

此外，我也不建议总是在各种方法之间换来换去，因为这样身体也会有紧张感。而且，有的减肥方法本来刚开始使用，身体需要一个适应期，可能马上就要起作用了，但又被换掉了。

第二，要注意饮食的多样化。很多人喜欢照着食谱一成不变地吃，或者食材选择单一，比如生酮饮食时，只吃五花肉和菜。还有些人为了方便，锁定一种代餐，早餐、晚餐都吃它，只有中午正常吃饭。

众所周知，人是杂食动物，身体喜欢变化和多样。身体感受到丰富，人才会觉得富足、愉悦、轻松，而且只有饮食丰富才不容易让身体缺乏营养，像钾、镁、钙等这些营养物质对减重都很重要。

所以，循环的饮食策略特别适合拉扯期。

第三，把大运动留给平台期，不要天天密集地做运动，要讲究变化和技巧。

在执行饮食方法的过程中可能出现体重下降放缓的情况，这时叠加运动，又能帮助带一些掉秤的节奏。

建议运动也从轻量开始，逐渐加码；从有氧运动开始，逐渐叠加力量训练。在体重顺利下降阶段，身体舒服，就多做一点，身体不舒服，就少做一点，完全尊重身体的感受。

如果遇到顽固平台期，也可以再加一些力量训练，而不要一直盯着有氧运动。建议找专业的老师指导力量训练，避免运动伤害。

如果感觉某项运动越做越轻松，那说明身体已经逐渐适应这项运动，可以用更少的能量消耗来完成它，这时就可以考虑换另一项运动，隔段时间再换回来，效果会更好。很多人纠结，到底跑步和跳绳哪个减肥效果更好？其实，完全可以一个月坚持跳绳，另一个月坚持跑步，来回切换。

最后再强调一下，不要盯着体重的数字，要看身体维度的变化，看视觉效果，因为此时已经是减肥的"精雕细琢"阶段了，体重根本不重要。

5.2

科学认知和解决平台期

每个减肥的人都逃不过平台期，有人甚至将平台期视为"魔鬼"，但事实上，平台期应该是"魔鬼中的天使"。

用通俗点的话来说，平台期就是，体重下降了一段时间，身体花掉了一部分"存款"后，要停下来接受现实，找找安全感；在身体说服自己以后，觉得目前的"存款"还可以花一花，然后继续往下减。

平台期可以说明这样几个问题。

第一，身体健康。如果体重一直降，一定是因为重大疾病，比如糖尿病或者别的疾病。

第二，代谢下降。随着体重下降，人体的代谢会下降。

第三，能量利用率提升。比如，逐渐适应了运动状态，完成同样的运动只需更少的能量，或者体质下降太多，身体会开启保护模式，减少能耗。

基于前三点，我们至少知道，平台期是正常的"生理反应"。

第四，身体在适应新的体重定点，而且是比以前更低的体重定点。如果一个体重能够维持一段时间，并且身体觉得有充足的安全感，那身体就会记住这个更低的体重定点。比如，你原来150斤，减到120斤进入平台期，体重卡了几个月，但是后来突破了平台期，瘦了一些，如果反弹可能会反弹至120斤，而不是一路狂飙回150斤。

第五，现在的体重比原来低了。即使一直卡在平台期，体重再也不下降了，那也是一种阶段性的减肥成功。而且，体重最终会停在某一个平台期，我们觉得这个体重合适了，也就不再继续减肥了。

需要补充一点，有的人在平台期体重比较稳定，有的人在平台期体重是波动甚至向上的，所以体重下降的曲线分为两种：

- 下降→平台→下降，整体呈现下降趋势。
- 下降→上升一些→下降，波动但整体呈现下降趋势。

5.2.1 对平台期的基本认知

接下来，我们来探讨一些关于平台期的常见疑惑。

1. 平台期会持续多久

一般而言，普通的平台期会持续2～4周，所以当体重暂时停住三五天，没有变化时，不必觉得紧张。我经历过最长的一个平台期是两年，突破它的契机是2019年夏天我辞职了，在家里好吃、好喝、好睡，体重却下降了。

2. 减肥多长时间后会出现平台期

首先，不管是什么样的减肥方法，体重能够连续下降三五天，已经难能可贵，所以我特别怕有的人问："我减肥第 6 天，体重已经两天不动了怎么办？"首先，这不一定是平台期，其次，体重下降三四天停一下很正常。

关于减肥多长时间后会进入平台期，这个问题没有准确答案，但相对来说，越让身体感觉不愉悦的科学的减肥方法，平台期可能来得就越快。比如你非常不喜欢吃肉，而超级喜欢吃主食，但你选择了生酮饮食，于是你每天靠一勺一勺地饮用椰子油或者嚼奶酪块来补充油脂，日子过得很痛苦，焦虑感也比较强，那么极有可能你在一开始就会遇到平台期，因为身体太紧张了。

小基数体重的减肥和大基数体重的减肥比起来，前者的平台期可能会来得快一点。

3. 在什么情况下会遇到比较顽固的平台期

平台期也是分普通平台期和顽固性平台期的，而顽固性平台期可能会持续很久的时间。

- 减掉体重的10%左右时，容易出现顽固性平台期。体重定点理论决定了人的体重会在体重定点上下10%浮动，所以很多人不会无限胖，也不会无限瘦，当体重下浮10%左右时就会遇到比较顽固的平台期。
- 减到标准体重时，也容易出现顽固性平台期。比如，有的人身高1.6米，减到105斤，体重已经很标准了，如果再瘦下去，身体可能就会认为不健康，自动划归为偏瘦状态。为什么有的女生追求马甲线，就不来月经了呢？因为身体自我判定的健康程度不适合低体脂率，如果硬要追求，身体就会通过一些症状来表示"不想再减肥了"。

- 身体处于"战斗""逃跑"模式时容易遇到顽固性平台期。克制饮食（少吃）和加大运动会让身体觉得在"闹饥荒"，或者持续焦虑、持续失眠、发生炎症等问题，都会让身体有强烈的不安全感，所以开启保护模式，体重也就很难再往下减了。

4. 平台期也有"假的"吗

何谓"假的"平台期呢？比如你用类似节食这样的极端方法瘦下来了，但体重"卡"住了，稍微吃一点就要胖，你一直吃得很少，但体重就是不往下掉。这种情况就不能叫平台期了，这叫"死守不该属于自己的体重"。

下面我们一起来看看关于平台期的突破方法。实施各种策略的前提是，你真的进入了平台期。

5.2.2　平台期突破方法

"突破"这个词会使人对平台期产生不好的联想，觉得它是个坎儿，是个不好的东西，所以我更喜欢另一个说法：平台期只是需要不同的策略度过而已。

突破平台期的基本思路是：在身体感觉到放松和有安全感的前提下，通过一些外部因素去刺激身体，打破平衡，从而迎来体重的下降。

我曾经向我的学员征集他们突破平台期的方法，现罗列如下，并以点评的形式说明它的原理，供大家参考。

1. 学员A

生酮饮食减重10斤后遇到平台期，体重持续两个月没有变化，后来使用隔日断食法叠加生酮饮食，体重继续下降了12斤左右。

* 点评

这就是典型的进入了良好的营养性生酮状态，在身体已经能使用脂肪作为能量后，通过热量差的方法去逼迫身体燃烧脂肪，隔日断食法（间歇性断食）作为辅助为生酮饮食助力。使用这种方法的前提是：必须处在良好的生酮状态，食欲稳定。

2. 学员B

每次遇到平台期，就稍微放纵两天，让自己长胖一点，然后再回到之前的严格减肥状态，一举突破平台期。

* 点评

原理是，先放松，趁身体没注意，攻其不备。

这个方法类似欺骗餐，但也有失败的可能。欺骗餐的核心原理是，让身体觉得饮食来源丰富而充足，不需要进入保护模式。

我曾建议过一周循环饮食，就是周一无碳水饮食，只吃鸡蛋和油脂，周二到周六低碳水饮食，吃丰富的肉，少摄入碳水，周日放松日，随便吃，周一又开始无碳水饮食。这样的循环法，就是把放松日和很严格的无碳水日结合在一起。

不过，如果之前是在用节食的方法减肥，那身体持续处于饥荒状态，若突然放松，就会倾向于疯狂地把吃进来的东西储存起来。

3. 学员C

最长的一次平台期超过半年，试过很多方法都没用，最后突破是因为自己去支教，没有办法严格控制饮食，心思也没放在减肥上，正常吃饭，意外的是，平台期反而突破了，后来体重顺利下降。

● **点评**

环境和生活作息的改变对身体产生了新的刺激，支教期间三餐更加规律，同时饮食更加干净，没有太多的零食，很多导致炎症的物质摄入减少了，身体负担更小。同时，注意力没放在减肥上，焦虑感降低，皮质醇水平降低，所以突破了平台期。

有一句话叫作"无心生大用"，放在减肥里特别适合。

4. 学员D

每天23＋1轻断食，每天基本只吃一顿，减了大概10斤之后遇到了平台期，后来采取18＋6、20＋4、23＋1轻断食轮流切换的方法，最终成功突破平台期。

● **点评**

在讲23＋1轻断食的时候我建议过，不用每天都只吃一顿，每周有一两天多吃点，让身体感到放松，身体也不会长胖。

对于小基数体重减肥的人或处于顽固性平台期的人而言，这个循环策略是很好用的，不仅可以轻断食循环，还可以热量差循环。

热量差循环，即以每天的总热量需求为限，设置4个标准：第1天吃60%的热量，第2天吃80%的热量，第3天吃100%的热量，第4天吃120%的热量，以此循环。也可以根据自己的实际情况设定其他标准。

循环的策略，能够让身体至少在大部分的时候感受到食物的充足，同时又在不停地刺激着身体，伺机打破平衡。

5. 学员E

每次遇到平台期都会持续比较久，突破的方法是，在某一次月经结束的最后一天开始连续断食三天，用这个方法突破了好几次平台期。

● 点评

这就是抓住黄金期。当月经快结束的时候，身体的雌激素水平开始触底反弹，这时候身体放松，心情愉悦，体力上升，忍耐力变好，所以对断食的承受能力也会变得更强。但我并不建议每个女生都选择月经的最后一天开始断食，要根据自己的身体感受，选择最舒服的那段日子进行断食突破。

6. 学员F

减肥到小基数体重后就再不掉体重了，去看过中医，服了一些健脾祛湿的药之后，体重又顺利减了几斤。

点评

这类方法使用了一些辅助手段去刺激身体做出改变，除了看中医，还可以采取泡澡或者泡脚等方式。

7. 学员G

小长假三天，回父母家，每天睡到中午，每天吃两顿饭，默默地就突破了平台期。

● 点评

身体放松，没有暴饮暴食，吃得健康，身体安全感暴增，于是突破了平台期。

5.2.3 鸡蛋断食法、油脂断食法和液体断食法

有一些特别流行的饮食方法，也可以用来突破体重，如鸡蛋断食法、油脂断食法和液体断食法。

它们的流行，"多亏"了超模们的推波助澜。如果有重要的拍摄和走秀，超模们提前几天就会用这些断食法。比如第一天只吃黄油煎鸡蛋，第二天只吃黄油煎牛肉，第三天只吃黄油煎海鱼。重点是无碳水，但油脂一定要吃足，一定要吃到自然饱，热量的占比是蛋白质和脂肪1∶1，比如2.5g蛋白质配大概1g脂肪。

这一类方法的典型优势是：排水肿非常快速，能让身体在短时间内进入生酮状态，饱和脂肪酸摄入充足，让食欲非常稳定。

1. 鸡蛋断食法

鸡蛋断食法是《生酮饮食》的作者吉米·摩尔（Jimmy Moore）发明的一种以鸡蛋为主要食物的减肥饮食方法。以下是我摘录的大概操作：

- 鸡蛋要吃全蛋，作为蛋白质和脂肪摄入的主要来源。
- 每个鸡蛋配一汤匙（15g）黄油或其他健康油脂。
- 起床后30分钟内，吃掉一个全蛋。
- 每3～5个小时吃一顿鸡蛋餐，每两餐的间隔不超过5个小时。
- 到了进餐时间，即使不饿，也吃一个鸡蛋。
- 每天至少吃6个鸡蛋。
- 睡前3个小时停止进食。

总结成最简单的文字就是，每天可以吃6～10个鸡蛋，每个鸡蛋配10～15g优质油脂，起床后半小时内吃掉第一个鸡蛋，睡前3小时不能再吃东西。

吉米曾经通过生酮饮食减肥成功，可是后来由于糖瘾、碳水瘾，导致复胖，后来他用这个方法戒除了糖瘾，重新瘦了下来。

鸡蛋断食法的优点是，鸡蛋的营养素比较全面，毕竟它可以自己孕育出一个生命，鸡蛋白是"满分"的蛋白质，鸡蛋黄里有ω-3脂肪酸和胆碱，对肝脏很好，能够帮助代谢脂肪。除此之外，鸡蛋里还有很多其他的营养素。

2. 油脂断食法

这是一种以油脂为主要食物的断食方法，一般持续周期是3天以内。

比较推荐的食物有五花肉、海鱼、培根、牛油果、奶油、防弹饮品、奶酪、肉汤等，再搭配少量的蔬菜，但是不建议吃坚果，第一容易吃多，第二有的人对坚果不耐受。

有一种培根断食法，主要是通过只吃培根，加少量蔬菜，来达到减肥的效果，它的理论来源也是油脂断食法。

油脂断食法比较适合平台期，或者食欲非常不稳定的时候使用，因为它能提供丰富的热量和营养（油脂丰富的食物，营养也很丰富），极高的饱和脂肪酸能让食欲很稳定。除了平台期，它还适用于持续高碳水饮食之后的快速排水（肿）。

3. 液体断食法

液体断食法主要强调食物的状态以流食为主，有顽固便秘困扰的人可以试试这种方法。

液体断食法有两个特点，一个强调高脂肪。比如超模版"液体提拉米苏"，就是咖啡＋椰浆＋黄油＋可可粉＋代糖（也可不加），一天喝两大杯，其他东西都不吃，既可以满足女生特别想吃甜品的需求，又能带来稳定的食欲，快速进入生酮状态。

另一个特点就是强调清肠排毒，比如女明星们倡导的"绿汁计划"，即用富含膳食纤维的蔬菜、水果来榨汁，一整天只喝蔬果汁来做轻断食。

网上有传言，液体断食法也可以使用奶茶，对此我认为，用断食的名义给自己的嘴馋找理由，真的大可不必了。

以上所说的几种断食法，都比较容易出现因电解质流失而造成的不良反应。因为都是极低碳水摄入，所以身体会快速排水，电解质就跟着流失了。所以，最好去买一些生酮专用综合电解质粉冲水喝，或者将喜马拉雅粉盐加在水里喝，都可以补充电解质，避免发生特别不舒服的反应。

使用这些比较特殊的断食方法后，我建议要慢慢恢复饮食。从无碳水饮食过渡到低碳水，再逐步恢复碳水，而不是昨天还在做断碳水，今天就突然高碳水了。

但如果你正在执行生酮饮食，想用这些方法来尝试突破平台期，那么你后续可以直接回到生酮饮食，然后恢复日常低碳水饮食。

不推荐任何有暴食困扰、进食障碍、情绪不稳定的人，或者在长期节食的状态下使用以上几种方法。

5.2.4 情绪的关键作用

平台期绝对是减肥过程中的"老大难"，从我接触的诸多减肥案例来看，虽然有很多是通过给身体施压来突破平台期的，但我个人认为最核心的因素还是情绪。

脂肪的代谢分为几个步骤：第一步，分解成甘油三酯和脂肪酸，第二步，进入血液循环，第三步，被送入线粒体进行燃烧。在第三步的时候，有的人的脂肪会被燃烧，而有的则回流到肝脏，重新合成脂肪。至于为什么出现差异，科学上目前还没有出现定论。在我的认知里，身体里这双看不见的大手，就是情绪。比如我们刚刚讲的几个学员突破平台期的案例，几乎都涉及了吃得更好了，睡得更香了，食物更丰富了，压力降低了。

所以，如果要在"安抚"和"逼迫"这两种应对平台期的策略中二选一的话，我更倾向于选择"安抚"，而这也符合了我们讲的要对身体保持尊重和敬畏的理念。

5.3
减肥复盘

复盘是减肥中非常重要的一步，它可以检测你的状态，而不是检测你的数据。了解了状态，你就知道自己吃得怎么样，睡得怎么样，情绪怎么样，有没有炎症，而不会纠结于"我为什么卡在130斤动不了了"这样的焦虑之中。

所以，我把减肥划分为几个维度，每个维度给出不同的分值占比，希望能给大家一个比较直观的参考。

假如减肥总分是100分，那么各个维度以及分值占比情况为：身体反应：15分；情绪：30分；食欲：30分；睡眠：15分；体重：10分。

减肥总分越高，说明你现在采用的方法与自己的身体状况、饮食习惯和食物喜好度越贴合，可以长期坚持。

各个维度所占分值的高低是按照在减肥过程中，我认为需要关注的维度的优先级排序的，所以这个排序是：情绪、食欲、睡眠、身体反应、体重。

5.3.1　情绪得分细则

关于情绪，最常见的问题就是，一减肥，情绪就不好，然后控制不住地暴饮暴食，暴饮暴食之后长胖了，情绪更不好，进入一个恶性循环。

前文讲过，在体重管理四要素里，重要且紧急的要素是激素，而身体里有一种很重要的激素叫皮质醇。如果情绪不好，皮质醇水平就会升高，身体将开启储存模式，于是减肥进入"困难期"，所以减肥复盘里情绪的占比最大。如果情绪不好，做出任何不理性的行为，都可能会导致减肥失败。

给情绪打分是很主观的，这里给大家提供一些建议做参考。

在本书第3章，我曾教大家把减肥拆分成很多可跟踪的小项，比如，是否比之前具有了更多的健康营养学知识？饮食习惯是否比之前得到了改良？对甜食的依赖是否降低了？等等，用这种拆分法可以拆出一些关于情绪的打分维度。

比如，我们将情绪分为来自减肥的情绪和与减肥无关的情绪。

来自减肥的情绪有："我最近还经常体重焦虑吗？比如每天都要称体重。""我还会因为每天的体重变化而影响到一天的心情，甚至引发暴食吗？""我还在做一些强迫性的行为导致自己很焦虑、很神经质吗？比如强迫自己运动、算热量，强迫自己吃得非常干净。""我还在为自己设定非常严格的减肥方案吗？我还会看到别人吃很少而焦虑吗？""我还会跟别人去比谁吃得少吗？""我是否已经在顺利地练习和实践前面几章讲的反焦虑思维？比如用阶段性的眼光来看问题，而不是觉得今晚吃多了明天就要挽救。"

与减肥无关的情绪有："我最近在工作上、学习上、家庭关系上还是一团乱吗？"

请凭直觉，给自己的情绪打分。值得一提的是，如果在复盘过程中，发现工作、生活很乱，给你带来了非常大的困扰，那么我建议你把重心放在解决那些问题上，而不需要花太多精力来想减肥的问题。减肥不是一个需要解决的问题，其他问题解决了之后才具备减肥的条件。最怕的是其他问题解决不了，而寄希望于"我瘦了，一切就好了"。

所以，请结合以上内容，在0~30分范围内，为自己的减肥情绪打个分。

5.3.2　食欲得分细则

在减肥里，食欲与情绪同等重要，而且它们相互影响。

其实，瘦和胖反映的是一种生活状态，如果一个人只有七十几斤，但是他什么都不敢吃，食欲不旺盛，那这只是空有一个体重数字而已，并没有瘦子的状态。

食欲比较难判断的地方在于：到底是由于在减肥方法执行过程中出现了偏差而导致了不正常食欲，还是减肥方法本身所带来的不正常食欲。曾经有学员问我："我想用生酮饮食让自己快速瘦下来，能不能一天三顿都喝橄榄油？"这就是对生酮饮食的不正确理解、过分追求速度而导致的不科学的认知或偏激的做法。很多人已经习惯了高碳水饮食，若一开始严格执行生酮饮食，就会导致食欲降低。如果食欲维度的最终得分比较低，那应该做出调整，像上面这位学员的情况，转低碳水饮食先适应才是最好的选择。

给食欲打分，可以参考如下一些细则。

- 回顾过去的一段时间，暴饮暴食的次数是否减少了？
- 即便暴饮暴食了，事后的调节方法是否没有那么极端了，或者能够比较平和地接受暴饮暴食这件事，而不是去对抗它？
- 即便暴饮暴食了，是否做出了哪怕一次的干预行为，而不是像以前一样想着"先吃了再说吧，我以后一定不这样了"？
- 是否已经在使用一些吃饱不吃撑的办法，并且吃饱不吃撑的次数在逐渐变多？
- 对于饿、饱、撑的感受，是否比原来要明确？
- 对于原来执着的，认为自己不吃不行的食物，现在是否能做到以平常心对待，或者依赖程度有所降低？
- 开始尝试原来完全不能接受的健康食物，并且能感受到它们给自己带来的好处？
- 是否已经察觉，不同的食物确实会对食欲产生不同的影响？比如，吃高碳水类食物确实容易造成血糖波动，会很快感受到饥饿，而如果替换成高蛋白质或者高脂肪类食物，食欲就会表现得很稳定。自己要通过亲身实践去体验并获得认知，而不是永远在听别人讲。
- 原来三四个小时不吃东西就饿得不行，现在是否能空腹更长的时间了？
- 原来很容易低血糖，而最近低血糖的问题是否有所缓解？
- 以前总是非常关注吃，每时每刻都想着吃，现在这种关注度是否已经有所降低？

- 以前每顿饭都怕吃不饱，或担心一会儿就饿，现在还这样吗？
- 以前聚餐时，首要的关注点都集中在食物上，现在这种状况有改变吗？
- 原来一提到吃，第一反应就是害怕，现在可以在健康食物的范围内心平气和地去找一些自己喜欢的食物吗？

大家可以参考以上问题问问自己，在0~30分范围内给自己打分。而如果有问题，可以针对性地改正。

5.3.3 睡眠、身体反应和体重得分细则

这三项在减肥的复盘中处于辅助地位。

首先说睡眠，如果情绪好、食欲稳定，那么睡眠不会有太大的问题。不管用什么样的减肥方法，只要饮食习惯改变了，睡眠或多或少都会受到一些影响。关于睡眠，根据自己的直观感受打分即可。

身体反应主要是看自己对新的饮食方法的适应程度。我们必须承认每个人对不同食物的反应是不一样的，这也是很多人会觉得血型饮食有道理的原因。美国自然疗法医师Peter J.D'Adamo，出了一本书 *Eat Right 4 Your Type*，主要内容讲的就是，不同血型的人适合吃不同的食物。比如，O型血的人被认为是采猎者的后代，所以更适合吃肉，吃粮食反而对身体不好。而A型血的人是农耕文

明后才出现的，所以适合吃粮食及果蔬，不适合吃肉。

人体对不同的饮食方法和不同的食物反应不一样，有的人消化系统健康正常，但他就是没办法负荷油脂，一吃脂肪含量高的食物就会拉肚子，或者一吃膳食纤维丰富的食物就会胀气、腹痛、肠鸣、便秘等；有的人天生对蛋白质比较敏感，摄入蛋白质就会过敏。这些都可以列入身体反应的范畴。

如果选择某一种饮食方法，身体反应特别不舒服，那就得调整。如果这部分得分特别低，你就得降低饮食的严格程度，如果降低了严格程度后身体还不舒服，那就要考虑换一种饮食方法了。

体重只能作为参考，特别是对于体重基数不大的人和低于标准体重的人，甚至可以把体重得分的权重分给别的维度。这也会让减肥的痛苦感降低。

如果总分在75分以上，那就可以继续坚持当前的减肥方法；如果得分在60~75分之间，就要去调整某些状态；如果得分在60分以下，那我建议换种方法试试。

复盘的得分在直观上是让我们感受减肥状态的好坏，但更重要的是让我们找到可执行的改良方向，所以，认真做好自己的阶段性减肥复盘，不要只围绕一个体重数字而焦虑。

5.4
减肥期"急救"方案

先来解释一下"急救"这个词。用这个词是为了便于大家理解，并不是说吃一顿大餐后真的需要急救。很多人对"吃大餐"存在误解，觉得吃了大餐就会长胖。

客观地说，不管是在减肥过程中还是在减肥结束后，我们在一些特殊的日子里，比如新年、五一节、国庆节、生日，或者旅行日、聚餐日等，免不了要大吃大喝。那么，"狂欢"过后，有哪些饮食方案可以"急救"自己的减肥计划呢？

5.4.1 放松身体+好好吃饭

对普通人来说，在特殊的日子里不小心吃多了没什么大不了的，但对减肥的人来说，突然吃多了就会表现得非常焦虑。

对于偶尔吃多，我有一个模板化的建议。

首先要放松身体促进消化，比如去散步，一小时两小时都可以，胃里不会觉得顶着东西不舒服就行。

或者喝一些陈皮水或苹果醋水。如果肉吃多了，觉得腻，就可以喝点陈皮水，陈皮善于化肉食。如果吃得杂了，觉得烧心，可以来点苹果醋水，增加消化液的浓度，让食物腐熟更充分。

然后，身体在舒适的状态下好好休息，拉长空腹期，比如从今晚开始空腹16小时后才进餐。拉长空腹期，是应对过食、不想长胖所能做的最有用也最简单的事情。除了能代谢掉肝糖原、肌糖原，它还能够让刚刚辛苦工作的消化系统得到比较充分的休息。

最后，就是正常吃饭，不要纠结上一顿吃多了会不会长胖之类的问题。

减肥过程中还会遇到阶段性的问题，比如过年放假狂吃了7天。遇到这种情况该如何快速排水肿，回到良好的减肥状态里去呢？

我之前在自媒体上发布过一些过渡期使用的食谱，下面跟大家分享其中的一个。

5.4.2 快速排水肿、恢复体重食谱

这个食谱是我在2021年春节之后写的，主要是为了应对春节期间可能吃胖或者发生水肿的问题，帮助大家快速恢复正常的工作和生活。

如果短时间内吃得放纵、不规律，体重发生了比较大的波动，水肿得比较厉害，那可以试试下面这个方案。

● 第一天（脱水日）

早餐：无，或者白水、柠檬水、绿茶等。

午餐：2~3个鸡蛋，一杯咖啡。

晚餐：2~3个鸡蛋+脂肪类食物。每个鸡蛋配10g左右脂肪；

脂肪类食物可以是防弹咖啡（咖啡里加椰子油、黄油、MCT油），如果咖啡影响睡眠可以用茶搭配油脂，或者煎蛋多放油，吃饱最好；如果有便秘困扰，可以将鸡蛋做成蛋花汤或鸡蛋羹。

- 第二天和第三天（炖汤日）

早餐：无，或者白水煮蛋，一杯咖啡或者纯茶。

午餐和晚餐：一大碗炖汤，先喝汤，再吃肉、吃菜(肉类500g，蔬菜随意)；猪蹄和排骨这种稍微带点油脂的，炖汤时可以加入木耳、萝卜、黄花菜、冬瓜和所有的菇类；如果感觉头晕、肌肉酸痛，那就补充钾和镁(牛油果、海盐水等)。

第一、二、三天，基本以无碳水和极低碳水为主，能够起到较好的排水肿作用，食欲也能稳定下来，把人从之前混乱的饮食节奏里拉出来。

- 第四天（低碳水日）

早餐：一个鸡蛋，一杯咖啡或纯茶。鸡蛋不够可以自己加。

午餐：正常中餐，一荤一素。

晚餐：正常中餐，一荤一素。

碳水类食物放在餐末吃，碳水类食物＋水果的总量一天不超过2拳头，可以午餐和晚餐各吃1拳头碳水类食物，也可以只在晚餐加碳水类食物。

不吃任何加工糖类或者糕点等，全天饮用白水、柠檬水、茶等。

- 第五天（炖汤日）

- 第六天（低碳水日）

- 第七天（炖汤日）

从第八天开始，按照低碳水日吃，或者恢复之前的饮食即可。切忌暴饮暴食。如果觉得体重有波动或者发生水肿，可以选择炖汤日的饮食。

这一类食谱是比较模板化的。在模板中，前两三天，几乎都是按极低碳水甚至无碳水的方式快速排水肿的。极低碳水饮食就是：蛋断法（一天只吃鸡蛋和摄入脂肪）、油断法（以五花肉、三文鱼、牛油果等脂肪含量高的食物来作为主要食物，不摄入碳水）、炖汤法（肉菜一起炖）。

保持胰岛素的极端稳定，身体会先把糖排空。身体每储存1g糖，就会携带3g左右的水分，而肝脏和肌肉里最多储存大概400g的糖（一般成年人肝脏可以储存100g左右的糖，1kg肌肉可以储存11.7g的糖），那么把这些糖和这些糖携带的水分排干净，就差不多减掉三斤的重量了。以上是一个理想值的估算，不一定非常精确，但思路是这样的。突然采用极低碳水饮食，人体会快速减很多水分。

后续就可以进入低碳水饮食了，或者低碳水、无碳水切换，最后逐步恢复到之前正常的减肥饮食里去。

需要注意的细节是，最好食用原型食物，不要额外增加肝脏的负担，因为高效燃脂和代谢，肝脏要出很大的力。同时注意睡眠和情绪的调节就行了。

我写这类快速"急救"食谱，只适合于短期混乱饮食、体重快速增加（这也意味着增加的大部分只是水分）的情况，不太适合暴饮暴食急救，也不适合极小基数体重的人减肥时拿来突破平台期。

所以，当在减肥过程中偶然吃多了，或者忽然遇到了一段时间的饮食混乱，可以用以上方案"急救"回来哦。

5.4.3　小吃红绿榜

在某次旅行途中，我做了一个跟旅行有关的饮食管理。我搜索了各地的小吃（包括特色菜），然后根据碳水含量的高低做了一个红绿榜。我是一个非常喜欢旅行的人，也会在旅行途中挑选对体重管理最有利的食物。我现在把这个小吃红绿榜分享给大家。

- 红榜小吃（慎吃）

担担面、龙抄手、钟水饺、米花糖、乐山甜皮鸭、红糖糍粑、红油粑粑、花溪牛肉粉、波波糖、怪噜饭、炸酱面、青团、冰糖葫芦、核桃酥、玫瑰饼、天津狗不理包子、糖炒栗子、热干面、欢喜坨、长沙米粉、阳春面、生煎包、锅包肉、糖醋里脊、油酥烧饼、锅贴、陕西凉皮、裤带面、炒河粉、广式蛋挞、沙茶面、肉夹馍、肠粉。

- 绿榜小吃（可以吃）

乐山油炸串串、火锅、烤肉、口水鸡、夫妻肺片、麻婆豆腐、长沙臭豆腐、凉拌折耳根、贵州酸汤鱼、状元蹄、宫保鸡丁、青岩豆腐、腐乳肉、孔明菜、老城通、三鲜豆皮、口味虾、剁椒鱼头、绝味鸭脖、湖南酱板鸭、八宝鸭、水晶虾仁、脆皮乳鸽、蚵仔煎、豌豆黄、三杯鸡、烧鸡、佛跳墙、鸡爪（卤制品）、鱼皮花生、毛血旺、辣子鸡、北京烤鸭。

5.5
外食点餐策略

这一小节的内容更像是一个使用手册，主要提供一些外食点餐的基本技巧。

1. 麦当劳、肯德基等餐厅点餐

鲜蔬沙拉；不带脆皮的淀粉类食品（比如奥尔良烤翅）；汉堡，不吃面包，只吃馅（肉和蔬菜）。吃点炸鸡也行，毕竟只有包裹在外面的一层淀粉，也算得上低碳水食物了。进食顺序是先吃沙拉再吃鸡。

2. 必胜客点餐

牛排套餐；烤翅沙拉；薄脆皮比萨或意大利面（择其一）。

必胜客的自助早餐提供很多低碳水食物，例如培根、肉肠、煎蛋等。

3. 便利店

关东煮的素菜；烤鸡腿、烤鸡翅或烤肠；煮鸡蛋、卤鸡蛋等；冰激凌。

这里重点说一下冰激凌。按原料中乳脂种类不同，冰激凌分别全乳脂冰激凌、半乳脂冰激凌和植脂冰激凌，一般包装上都会写明其具体类型。对于减肥的人，我推荐选择全乳脂冰激凌，因为这种冰激凌的配料以奶油、牛乳为主，不过价格会相对高一些。如果这种冰激凌再主打无蔗糖、添加代糖，那其碳水含量就更低了，等于是"优质蛋白质＋优质脂肪"的组合。

4. 中餐馆

荤素搭配即可，但尽量少点以下菜品：

- 芋头烧鸡、土豆烧排骨等淀粉含量高的菜品。
- 糖醋排骨、糖醋带鱼等含糖量极高的菜品。
- 青菜钵等打着青菜名号，但为了增加黏稠度而勾芡很多淀粉的菜品。
- 粉蒸肉、粉丝汤等碳水类菜品。

5. 火锅和烧烤

火锅和烧烤，抛开食材不说，这两种烹饪方式都算是健康的，因为不是过度烹饪。

吃火锅和烧烤的时候，避免选择一些淀粉类的食材，比如年糕、宽粉、土豆、芋头等。为了避免短时间内摄入过多盐分从而引发对甜食的向往，可以喝柠檬水稀释体内的盐分，或者喝椰子水、电解质水来补钾。

烧烤不算垃圾烹饪，人类在相当长的一段时期内都是通过烧烤的形式吃熟食，只要不烤焦就没问题。

6. 泰国菜

正宗的泰国菜中会有不少糖，偶尔吃吃没问题，而且可以提前吃一些碳水阻断剂。

泰国菜中的冬阴功火锅在我国很流行，因为其酸酸甜甜的口味，深受女性的喜爱。虽然口味是酸酸甜甜的，但我依然推荐这道菜，因为里面的海鲜含有丰富且优质的脂肪和蛋白质，吃时可以少喝汤，多吃肉和菜。

尽量不要吃菠萝炒饭、芒果糯米饭等高碳水且高糖的食物。

其他的东南亚风味美食都有类似的酸甜口味，点菜时请参考以上建议。

7. 日本料理

我是一个很喜欢吃日本料理自助餐的人，但我只着重吃三文鱼刺身和虾。

我推荐，先吃最好的三文鱼和虾，把肚子填五六分饱，然后再吃其他的特色食物，以补充一些蛋白质和脂肪，至于口味偏甜的烤鳗鱼，可以放在最后吃。

5.6
关于局部减肥

讲完了减肥流程的管控，接下来可以单独探讨一下局部减肥的问题。客观来讲，目前市面上很多针对这部分的内容，比如瘦肚子、瘦腿或者瘦手臂的方法层出不穷，它们一部分是科学的，一部分是不科学的。

5.6.1 为什么有的部位减肥容易，有的部位减肥难

不难发现，腹部脂肪会比身体其他部位的脂肪更容易减下去，但如果腹部只剩一点点脂肪了，那想再减下去就会变得很难。

而很多人减肥一段时间后，上半身已经是小码了，但下半身还是中码甚至大码，屁股和腿上的肉依然挺多，这也就是我们所说的梨形身材。

身上不同部位的脂肪被减掉的难易程度，与身体觉得这个部位的脂肪是否会带来健康隐患有关。

人的身体就是一个精密的仪器。腹部脂肪包括皮下脂肪和内脏脂肪，而内脏脂肪会让身体患各种慢性病（心脑血管疾病、糖尿病、高血脂、高尿酸血症等）概率增加，它带来的健康风险也就更

高，所以在减肥的时候，身体会更倾向于先减掉内脏脂肪。

但如果全身的脂肪都很少，只有屁股和腿囤积着脂肪，那就很难减，因为这些部位的脂肪并没有健康隐患。大家可以这样理解——所有的生物都进化出了一种自我保护机制，必须在身上囤积一定的脂肪才会感到安心，就像安全存款额度一样，而你的身体恰好就把这个额度全部给了屁股和腿，这样既保障了自身的"存款"安全，又对身体最健康。只不过身体的这个选择与你的审美发生了冲突。

悲观点说，你就认命吧；乐观点说，这是老天赐予你的财富，你的基因比别人好。而且，腿上的脂肪含有较高的 ω-3脂肪酸，更多DHA（妈妈都会给小孩吃鱼油补充DHA帮助大脑发育），所以，梨形身材的女性生的小孩大概率上会更聪明哦。

为什么当你有个大肚子的时候减得很快，而最后腹部只剩一点脂肪了却又会减得异常艰难呢？这是因为腹部是需要一定量的皮下脂肪来给内脏器官保暖的，人体内的很多酶也必须在一定的温度条件下才能够保持活性并正常工作。特别是女性，如果腹部脂肪很少，甚至能够看到很明显的肌肉线条，再加上身体底子又不好，那她可能很难怀孕，因为生殖器官的保暖没有做到位。

还有一些人，可能先天条件好或者通过后天的锻炼，体内的线粒体数量多，自身热能很丰富，因此也就不一定需要那么多的腹部脂肪来保暖，这样的人就很难长胖，体脂率很低，而且不怕冷，容量出马甲线。

线粒体在肌肉组织里的含量是最高的，脂肪组织里几乎不含线粒体，所以通过增肌让肌肉含量变高，确实会不容易长胖。但这不是因为肌肉让身体的基础代谢变快了，而是因为肌肉里丰富的线粒体很快把脂肪燃烧掉了。

5.6.2　如何瘦肚子

如果你的肚子明显很大，坏脂肪多，那问题是相对好解决的，只要减得足够认真，肚子会很快瘦下来，因为身体觉得把危险系数最高的脂肪减掉是正确的。

低碳水饮食或者生酮饮食都有明显的瘦肚子的效果。典型的腹部肥胖是因为身体有炎症和胰岛素抵抗，以及经常处于压力状态下，所以通过降低摄入碳水，控制糖，稳定胰岛素，降低身体炎症，再加上好好休息，就可以直接、有效地瘦肚子。

服用益生菌来综合改善肠道菌群，也可以瘦肚子，因为肠道菌群健康可以帮助降低身体炎症。摄入可溶性膳食纤维也是对降低身体炎症有帮助的，常见的菊粉和各种绿叶菜都含有可溶性膳食纤维。

如果平常比较焦虑或者压力比较大，也容易发生腹部肥胖，这时就需要减压。如果确实无法避免压力，那么服用一些缓解压力的成分会是很好的选择，比如南非醉茄、L-茶氨酸、GABA等。更日常的选择，我建议，是补充镁，每天500mg左右。

另外，可以多吃富含锌的食物，比如贝类或牛羊肉等。但是在秋冬要多吃脂肪、蛋白质混合的肉类，比如五花肉、牛腩、带皮的鸡腿等，因为这些食物的热量高，可以让身体感觉温暖，这样身体就不会选择在腹部堆积脂肪来给内脏保暖了。

尽量少吃水果，特别是甜味很浓的水果，因为果糖是内脏脂肪的重要来源。果糖会先被储存在肝脏里，等身体消耗完体内的其他糖后，它才会被释放出来消耗掉。如果果糖一直待在肝脏里，又不断有新的果糖被储存进来，肝脏存不下了，就会把它变成脂肪。

还可以补充一些能刺激肾上腺素分泌的物质，比如黑姜提取物。皮下脂肪和内脏脂肪的受体不一样，但肾上腺素可以同时刺激两种脂肪的受体。当然，如果非常热爱运动，剧烈运动也是可以刺激肾上腺素分泌的。

5.6.3　如何瘦腿

有了前面的基础，再来探讨如何瘦腿，就比较理性了。由于并不涉及健康状况，所以也没有科学家专门去研究如何瘦腿。但不得不承认，瘦腿是刚需。我来说说我的看法。

第一，对于肌肉型腿，它可能是由于发力方式不对导致的。这种发力方式会体现在日常所有的活动里，包括走路，所以对于肌肉型腿（小腿和大腿），我建议请专业的教练指导拉伸，会有明显的改善。

第二，全身减肥肯定会或多或少帮助腿部脂肪分解一部分，所以不用去刻意纠结瘦腿，做全身减肥就可以。

第三，按摩有一定的效果。脂肪的分解分为三步：第一步，促进脂肪分解的酶把皮下脂肪分解为甘油和脂肪酸；第二步，丰富的血流量把甘油和脂肪酸带入全身循环；第三步，肉碱把甘油和脂肪酸送到线粒体里进行燃烧。科学的按摩可以在第一步和第二步都起到作用，在第二步至少可以起到促进循环的作用。网上有很多瘦腿按摩仪卖得不错，此外，也有很多人在网上分享自己是通过做中医按摩来成功瘦腿的。

瑜伽老师告诉我，很多腿粗的女性，最怕的就是用泡沫轴滚腿，特别痛，而且容易瘀青，但若坚持按摩，促进下半身循环，这个方法还是很实用的。懂中医的父亲告诉我，当代女性十女九寒，现代生活习惯，比如不锻炼、内耗大、吃生冷食物、露肚子、露脚踝、为追求时尚不穿秋裤保暖，等等，都加大了末梢循环特别是腿部循环的难度。所以，想瘦腿的女性，我的建议是改善寒凉体质、保暖、促进循环。

而促进循环特别是末梢循环的食物，我推荐纳豆、豆豉、姜黄、生姜、大蒜、辣椒等。

第四，如果不需要减肥，只是单纯觉得下半身线条不好看，而且各种瘦腿运动都做过了，还是没有效果，那么我建议可以去求助正规医院，通过医学的方式来改善，比如抽脂塑形。

第五，对于雌激素导致的腿部肥胖，如果通过医院检查，确定是雌激素水平异常偏高，且伴随腿部肥胖，那么可以使用一些平衡身体激素水平的方法去瘦腿，但这一定不是靠少吃几块豆腐或者不吃豆制品就能解决的，要跟医生商量。

5.6.4 究竟有没有健康的胖子

如题，究竟有没有健康的胖子呢？没有。

关于健康，我比较认同的是"人法地，地法天，天法道，道法自然"，也就是说，最极致的健康应该是顺应自然的。

大自然里确实有健康的胖子，比如大熊猫，即便它每天只吃胡萝卜，只吃不含任何脂肪的、高纤维的竹子，它都是圆圆滚滚的。这是大自然赋予它的特性。

但是对于人类来讲，体脂率偏高、长得圆圆滚滚的状态，并不是大自然赋予的。本着对大千世界最基本的敬畏，我相信可能会有一两个胖子，他们的确是健康的，但我们要看的是大多数人的情况。

前文提到过，腹部肥胖是由于不健康的因素，比如饮食结构偏差、激素抵抗、生活压力过大，或者肠道菌群紊乱所导致的。而手臂肉松、腮部肉松、背比较厚等，则是因为生长激素分泌不足。如果伴随着腹部肥胖，全身也胖，那就是脂肪和糖的代谢已经完全失调了。

从某种程度上来说，我认为，长胖就是因为饮食结构偏差造成营养不良，进而导致代谢失调而产生的结果，并不是因为吃多了。

当然，只有屁股和腿部偏胖，而其他部位都瘦的人，也不叫胖子。

>> 第6章

可以为减肥加持的小细节

我曾经分享过一个观点：身体是一个心智健全的小孩。他心智健全，什么都懂，但他是个小孩。如果能让他舒服，哪怕没道理，他也愿意配合；如果让他不舒服，即便你讲了世间最真的道理，他也跟你反着来。

　　所以这一章，我们就来探讨一下，如何让身体感觉舒服，让他愉悦地配合体重管理。

6.1
睡眠力等于减肥力

其实这句话的原话是：睡眠力等于健康力。我觉得，睡眠力等于减肥力也说得通。

我的很多学员都说，放假回家后，饮食控制得没那么严格，在家里总是睡觉，居然变瘦了。2022年，睡眠这个词几次冲上热搜，比如冬奥会的冠军们多么能睡，睡10小时等于失眠，比如每天多睡1小时能够减肥，等等。知乎上有非常多的人写文章阐述睡眠与减肥的关系，也引用了大量的实验数据，结论都是睡得多瘦得多，甚至有爆款减肥文章粗暴地总结"想减肥就多睡"！

6.1.1 睡眠影响胖瘦的激素

睡眠会对一些身体激素产生影响，比如瘦素、皮质醇。

瘦素是让人感觉到饱、不想再吃东西的一种激素。瘦素缺乏或者瘦素抵抗（由于瘦素过多分泌身体产生抵抗）都对减肥不利。

很多研究表明，如果睡眠不足，瘦素水平就会受到抑制。所以，如果睡眠时间比较少，那么在同等状态下，人就会倾向于吃更多的东西，尤其喜欢吃甜食。至于为什么喜欢吃甜食，有这样一个分析：如果睡眠不足，身体会遭受慢性压力，而压力激发人体保护机制，人就会想吃甜食。

瘦素抵抗与睡眠无关，与过度肥胖关系较大。

所以，如果想获得较为良好的瘦素水平，除了要减肥，还需要有良好的睡眠质量。

6.1.2 睡眠与皮质醇

睡眠不足会给身体带来某种压力，而压力对应的身体语言就是皮质醇水平升高，皮质醇作为应激类的激素，具有很高的优先级。

所有的压力都会反馈在皮质醇水平上。承受漫长持续的压力，是现代人的一个通病。而睡觉，正是让身体放松的一个性价比很高的方案了。

科学似乎没有解释清楚人为什么必须睡觉，但事实就是，人如果不睡觉或者睡眠不足，身体就会出现各种问题。

皮质醇水平一旦上升，身体就会开启合成（储存）模式，并且很容易水肿。

如果身体感受到压力，还会自动调整为战斗（逃跑）模式，分解出葡萄糖，让人在战斗时具有爆发力，此时胰岛素水平也会升高，开始储存能量以应对可能要来的风险，这都是进化带来的保护机制。所以，如果睡不好，身体就会感到生存状态不好，就容易遇到减肥平台期。

如果长期睡眠不足，身体的炎症反应会加剧。炎症直接导致脂肪合成，慢性炎症还会加剧胰岛素抵抗。炎症也会造成身体压力、焦虑等问题，促进皮质醇水平升高。

如果皮质醇长期处于偏高水平，还可能会导致肠漏。一旦肠漏发生，更多不该进入血液循环的蛋白质将进入血液循环，使免疫系统发生紊乱，身体和精神都变得敏感。

所以，睡眠问题会带来一系列的不良反应。

拿我自己来说，因为工作关系，我每天需要保持清醒的大脑，但是如果晚上睡不好，第二天的状态就很不好，所以我晚上特别担心睡不好，越担心就越睡不好。陷入恶性循环后，我开始出现慢性的背痛，每天早上醒来面对的第一件事情就是背疼，而这一切在我放松心情好好睡觉之后，得到了痊愈。

所以，为了减肥顺利，请你晚上提前一个小时上床，并且关掉手机，多睡觉吧。

6.1.3 睡眠和血糖

减肥就是要稳定血糖，这和胰岛素水平息息相关。

即使血糖正常，如果在睡眠不好，甚至已经连续熬夜两三天的情况下去做糖耐测试，结果也很可能会发生异常。

大家对糖耐这个词可能比较陌生。通俗来讲，它就是正常人摄入糖之后，血糖会在一个正常的时间段内达到顶峰，然后又在一个正常的时间段内回降到空腹血糖水平。糖耐异常，就是在糖摄入量相同的前提下，相同时间段内血糖会升得更高，超过正常的血糖回降时间段后，依然不能回到空腹时的水平。

先不说健康与否，这种情况肯定会让身体分泌更多的胰岛素，而这将会直接导致减肥更难。

6.1.4　睡眠与生长激素

生长激素是一种跟减肥相关的重要激素。

我第一次听到国外博主讲生长激素的时候，还专门去查了一下（以为是乱翻译的），发现它真的就叫生长激素，而它在体重管理中的作用主要是促进脂肪分解和肌肉合成。

躺瘦这种事是真实存在的，但其前提条件是人要处于深度睡眠状态。研究表明，人在深度睡眠状态下，会比醒着的日常状态分泌大概6倍的生长激素。

而人在睡觉时所用到的能量中，脂肪占比是最高的，严格来说，人的呼吸频率越慢，越放松，人体使用脂肪作为能量的比例越高。在剧烈运动后或紧张的时候，身体会倾向于用糖作为能量，所以在战斗模式下身体会自己分泌葡萄糖。

那除了睡觉，还有哪些行为可以促进生长激素分泌呢？

效果比较明显的就是保持饥饿状态，因为只有胰岛素停止分泌一段时间后，生长激素才会分泌。但这里所说的饥饿，并不是让大家去节食，而是可以选择轻断食。理论上来说，16+8轻断食对生长激素的刺激，比传统的一日三餐对生长激素的刺激更强。如果做更长时间的断食，比如30小时以上，身体可能会分泌比日常高

20～30倍的生长激素。

此外，成年人适量补充谷氨酰胺（比如多吃卷心菜），也是可以促进生长激素分泌的，但一般不建议未成年人这么做。

6.1.5 提高睡眠质量的小技巧

从2020年年初我开始有睡眠障碍，曾尝试过很多方法和产品，这里就结合我的个人经验，给大家总结一些比较好执行的小技巧。

1. 睡眠时间

《睡眠革命》一书中有一个观点：人类的睡眠时间并没有固定的标准，但是应该以1.5小时的倍数为宜，如6小时或者7.5小时等，因为1.5小时恰好可以完成一个睡眠周期。

以一个1.5小时周期为例，它的过程是：浅度睡眠—深度睡眠—浅度睡眠。一般来说，刚开始是半睡半醒＋入睡阶段，第二阶段是深度睡眠阶段，第三阶段是快速动眼阶段（属于浅睡眠阶段，在这个阶段，眼睛虽然闭着，但眼球会快速移动，有的人身体也会动）。一个完整的周期结束后，进入下一个睡眠周期。正常人一般每晚会经历4～5个周期，但每个人对睡眠的需求不一样。

如果是从快速动眼阶段（即浅度睡眠阶段）醒来，那人就会觉得神清气爽，精力充沛。相反，如果是从深度睡眠阶段醒来，那即便睡眠时间足够长，但人还是会觉得特别累。所以，我们睡到6小时或7.5小时左右醒来，会觉得比较轻松。

以上是给大家提供一个睡眠时长的参考。

2. 睡眠环境

现代人睡眠不好，跟环境关系很大。

比如现在家里用的照明光源，大多是LED灯，LED光线中会有大量的蓝光。蓝光照射眼底，会抑制褪黑素的分泌，而褪黑素正好是让人产生睡意的激素。此外，现代人用的各种屏幕，比如手机屏幕、电脑屏幕、电视屏幕，也会发出蓝光。

睡眠不好的人，可以改良家中的光源，特别在卧室里，尽量使用专门的睡眠灯，各种路由器、电器上的小红灯要遮住，晚上家里尽量不要开大光源，避免直射眼睛。像手机这样的电子设备在睡前最好关掉，不要让蓝光一直刺激眼睛。做好这些准备后，身体分泌褪黑素的机制会慢慢恢复。

说回睡眠环境，还可以考虑睡眠温度。16℃～18℃的温度是最有助于睡眠的，所以冬天暖气温度不要开得过高。

如果睡眠不好，不建议晚上泡澡，这样会激活交感神经，让人更没有睡意。

3. 建立新的睡眠环境认知

这是我偶然在一个卖床垫的商家活动上听一位老师讲的，我试了一下，效果还不错。

建立新的睡眠环境认知，就是把卧室认知为睡觉的地方，工作、学习、娱乐活动等都不要带入卧室，手机也不要带入卧室，除了睡觉其余时间不要进卧室。久而久之，就可以形成"一进卧室就感觉想睡觉"的条件反射。

我在2020年八九月份的时候尝试过这个方法，感觉特别有效。那段时间我每天晚上10点左右就放下手机回卧室酝酿睡意，结果睡眠得到了很大改善。

利用认知解决问题是一种良好的思维方式。比如为什么食欲上来的时候刷牙有用呢？因为我们从小就被教育晚上要刷牙，刷了牙就不吃东西了，所以对很多人来说，刷牙能够让食欲平稳。对此大家也可以举一反三。

再拓展一下，有的人之所以失眠就是因为习惯不好，比如强迫性晚睡。很多人觉得自己白天忙，工作累，没有时间娱乐，只有晚上躺在床上看手机的时候，时间是自己的，于是产生了报复性熬夜的行为。

如果强迫自己早点睡觉或定时定点睡觉，那身体就会给出反馈。比如我过年待在家里时，因为爸妈睡得早，受他们影响，我差不多10点也上床了，结果11点多就睡着了！

4. 改善睡眠的配套行为

首先，我推荐收纳，将"各种乱糟糟"归位，心情就会归位。

如果不是激素分泌的问题，那睡眠障碍可能来自思虑过多，而收纳和整理是我尝试过后觉得不错的应对方式。我每周一晚上都有直播，大脑会异常兴奋。因为直播结束后感觉很累，所以就赶紧洗漱后上床准备睡觉，但总是又累又睡不着。

后来，我稍微做了一点改变。因为直播要带货，所以现场经常是一片狼藉。直播后我先去洗漱，做简单护肤，然后整理直播现场，将所有东西归位，同时还会把家里其他地方也顺便整理一下。这样大约半小时后，思绪就不会再沉浸在工作中了。而且，收纳和整理会使人产生掌控感和踏实感，也是一种很治愈的行为。

把乱糟糟的事务整理得井然有序，这也是心情逐渐平静、稳定的过程。所以我推荐大家在有睡眠障碍的时候，可以做做收纳。即使还是睡不着，也可以暂时缓解焦虑。

然后，我建议"佛系"。有的人睡不着是因为太过于关注睡眠，怕自己睡不着，越想睡越睡不着，我以前也陷入过这种怪圈。直到有一次我因为隔天要做一个全麻的胃肠镜检查，前一天晚上要喝排空胃肠的药，我当时觉得这么折腾肯定睡不了了，结果抱着这种心态我竟然"秒睡"，直到半夜要拉肚子才起来。

大家要知道，失眠没有什么大不了，失眠的定义是非常主观的，把心态放平就成功了大半。俞敏洪说自己前15年吃了几千颗安眠药，而最后也是通过"摆烂"心态才找回正常睡眠的。

最后就是拉伸，主动激活副交感神经。拉伸还可以护肝、舒缓情绪。在黑暗的环境里，静静地拉伸一会儿，身心就放松下来了，打个哈欠就赶紧入睡吧。

5. 冥想和晒太阳

我对于能量学的了解是比较有限的，在此只能简单分享一下我的个人感受。

我自己靠冥想不一定能睡着，经常会想着想着就从工作思绪中抽离。

但我妈有时候会带我一起练瑜伽，练完后，有一个休息术，躺着呼吸，在身体很放松的时候，她就用语言引导我冥想，我会在短短几分钟之内直接睡着。所以，我知道冥想放松对睡眠有用。

如果内心感觉特别慌乱，做什么事都没有安全感，那可以试着去接近一些能量比较高的物和人，比如高山、大海，或者特别自信的人。

前面提到过，我在2020年年初开始有睡眠障碍，同年七八月的时候我开始做各种尝试来改善睡眠。那段时间有两件事让我颇有感触。第一件是当年7月，我去了一趟贵州，住在山里，每晚都睡得很好。第二件是同年11月我又去了趟西昌，那里日照非常好，我每天晒太阳，晚上睡得也很好。

基于此，我总结两点：第一，太阳肯定是能量很高的；第二，阳光里的蓝光如果在白天照射眼底，可以刺激夜晚更好地分泌褪黑素，所以在太阳光不是那么强烈，比如早上八九点，下午四五点的时候，可以去晒晒太阳。而晒太阳，也能让身体合成维生素D，有助于改善睡眠，还能提升血清素，改善焦虑情绪。

6. 运动

有一些研究表明，人体白天和夜晚的体温差别大有助于睡眠。

这里的体温差别，是指体温在正常范围内的波动。

人在睡觉的时候，体温是偏低的。所以，如果早上起床后做一些运动，帮助体温上升，拉开与睡眠时的体温差，也可以改善睡眠。

很多人晚上运动后会睡得更好，但这方面也有个体差异。我个人如果晚上运动了，睡眠反而会不好，可能是因为要入睡了，更适合以降体温为主吧，而运动会升高体温。所以在这一点上，大家要视自己的具体情况而定，如果晚上运动让自己兴奋、睡不着，那可以放弃晚上运动，选择最保险的做法——晨起后做适量的运动。

7. 简单的穴位按摩

我爸是从事中医行业的，他曾教过我一些有助于改善睡眠的穴位按摩方法。从我个人的实践来看，最简单的一个就是按摩少府穴。少府穴大概位于第四、五掌骨之间，按下去会感觉酸胀，这是一个帮助舒缓身心、降低心率的穴位。睡不着的时候只需平躺，然后双手轮流按摩这个穴位，有静心效果。

6.2

放松和愉悦——减肥的超级加分项

前文提到"身体是一个心智健全的小孩",所以,不管是在饮食还是在生活方式上,都不能"虐待"身体,要让身体放松、愉悦。下面我们来说说除了睡眠,能让身体放松和愉悦的其他事情。

6.2.1 运动,适度才最好

运动,并不是越用力就越有效,适度的才是最好的。

有很多学员在我的建议下,降低运动强度后,发现体重竟然下降了,那是因为身体感受到了安全感。

前面有提到过肠漏的问题,运动过量会造成身体压力,从而引发肠漏,让身体更容易发炎。

以减肥为目的的运动,我推荐中轻量的运动,有氧运动和力量训练可以轮换着来。

以跑步为例,不用逼着自己必须跑多久或者跑多远,如果觉得跑着舒服,就多跑,如果觉得累了,就停下休息,以愉悦为主。

饭后中轻量的运动对于血糖的稳定也有帮助。运动的目的是要让自我感觉良好,而不是因为某一天没有完成运动量、没有跑够公里数或者没有消耗掉规定的热量就觉得有压力，如果这样，运动对于减肥就没有实际意义了。

世间万物都离不开关系二字。我是一个从小与运动关系不怎么好的人，所以到现在我都比较抗拒运动。我对运动从来都没有好的感受，我只觉得它霸占了我的睡眠时间，让我睡不够。总而言之，我没有在运动中收获过较多的愉悦和成就感。

为了缓和与运动的关系，我会刻意选择一些非常轻松的项目，在心情好、有时间的时候运动一下，既让我感到愉悦，又为我的健康和体重管理加分。

6.2.2　逛菜市场——感受奇妙的人间烟火

如果你很焦虑，压力很大，心情低落或者很想暴食，那么你可以去逛逛菜市场，那里的烟火气有很强的治愈力。

我小时候特别喜欢去参加别人的婚宴。一是觉得有好吃的东西，可以吃很多；二是我很喜欢听主持人说的那些好听的串词。每次婚礼礼成后主持人都会说："从此这座城市的万家灯火里，多了属于他俩的一盏。"我觉得这一句特别动听，特别有画面感，我很喜欢。

后来当我体会过烟火气带来的治愈力后，我才明白为什么当初会喜欢那句"万家灯火"。

菜市场里有人间百态，不管你是什么样的身份、地位、性别、年龄，都能在这里收获一些触动。这里没有恶意的讨价还价、斤斤计较，没有几百几千万甚至上亿的生意，也没有抖音上动辄实现财富自由的浮夸。面对各种食材，你会充满对餐桌的想象……这里满是真实。

所以，我推荐焦虑的人去菜市场看看。

6.2.3　练习感受愉悦，发现幸福

也许是因为生活太忙碌了，我们竟然忘记了怎么对自己好。有时候，似乎能安抚自己情绪的只有吃东西。可是吃了很多东西后，我们又往往后悔不迭。

事实上，每个人都需要学习对自己好，因为这是疏散不良情绪的出口。并不是每个人都像电视剧里演的那样，难过的时候身边有很多朋友陪伴，或者有很多钱可以随便买张机票飞去热带小岛游泳散心。在现实生活中，我们面对更多的是996，每天超过2小时的单程通勤，在公司要完成艰难的KPI，下班后只能回到简单的出租屋……我们很少真正有时间去关注自己和爱护自己，慢慢地，当别人问你没事的时候喜欢做点什么，你忽然意识到自己已经回答不上来了。

我极力推荐大家去写一个属于自己的愉悦清单，就写那种随时可做的小事，不用花费太多的时间和金钱成本。比如去找朋友聊天，去楼下或附近的菜市场逛逛，去听一听收藏的音乐或看一集电视剧，等等。一般有情绪性进食的学员，我会强制他们交这个清单作业，而且需要一直更新它。

如果你没有清单，就先逼自己练习列清单。

我有一个朋友，他通过微博，每天都会记录三件快乐的事，比如，第一件，成都的银杏又黄啦，好美！第二件，买到了伊藤晚市打折的三文鱼，开心！第三件，前面两件事让我很开心。

隔了很久我才知道他患了抑郁症，这可能是他自我救赎的一种方式，我觉得特别好。

我们都应该试着每天去发掘生活里愉快的细节。我觉得，哪怕只是上厕所或走在回办公室的路上，跟平常不太熟悉的同事友善地打了个招呼，也算是值得开心的事吧。

较之以往，现在开心的成本已经越来越高了，所以我们更要从一些生活细节里把开心找回来。如果我们能够感受到愉悦，慢慢地就会知道怎么对自己好，让自己开心，并不需要太多金钱和时间。

6.2.4　拓展自己的眼界

白且瘦，固然被当今的主流审美所赞叹，但我也表达过：白且瘦的身材整体看来是缺乏力量感的。

我们赞叹文艺复兴，是因为那时候人们开始把目光从神转移到人身上，这是对固有思维的颠覆。

艺术家们以前只画神，直到文艺复兴时期，各种各样的人开始被画进画里。我有一个微胖的女性朋友，她觉得文艺复兴时期的女子画像大多充满了力量美，如蒙娜丽莎。她是学历史的，也到访过很多国家，她欣赏的美不仅仅是白且瘦。

当你纠结自己是否能够瘦下来，到底瘦多少斤才好的时候，是否可以想一下，你要瘦下来究竟是为了迎合谁呢？只有迎合自己才是值得的吧。

总之，不管怎样，都要开心。闲下来时，不妨多看书，多出去看看世界，或许会发现不一样的风景。

6.2.5　吃能够让我们感到愉悦的食物

很多人在难过或焦虑的时候想吃甜食，或者暴食一顿，可你知道哪些食物或成分对于舒缓情绪有作用吗？我们一起往下看。

1. 褪黑素和GABA

褪黑素和GABA是目前市面上最常见的用于助眠的食品添加成分。

褪黑素是被允许作为添加剂用在食品里的，但我没有尝试过食用褪黑素，我选择的方式是，通过晒太阳刺激身体自己分泌褪黑素。在坐了长途飞机要强迫自己补觉，或者倒时差的时候，我推荐使用褪黑素，而其他时候我更推荐GABA。

GABA，即 γ-氨基丁酸，是人体可以自动分泌的抑制性神经递质，它的主要作用是缓解焦虑，减少思虑，其安全度相对较高。目前，市面上非常多的睡眠软糖、睡眠饮料都主打这种助眠成分。

我很早之前就开始补充这个成分了，比如我在工作时特别浮躁，静不下来，或者需要快速集中注意力的时候，就会吃GABA，效果很明显。

GABA一般在药店里就能买到，有兴趣的朋友可以试试。

2. 镁和钾

我给我的学员们推荐最多的一个成分就是镁。

镁有助于舒缓情绪，提高血清素水平，缓解焦虑，增加愉悦感，降低身体炎症和压力。如果使用低碳水饮食后发现明显失眠，或者心跳强烈，我建议补充镁，大约每天500mg。针对情绪和睡眠问题，镁可以选择甘氨酸镁或者苏糖酸镁。

此外，镁有通便的功效，有便秘困扰的人可以试试通过补充镁来改善，如柠檬酸镁。

如果特别焦虑，我推荐镁和维生素B一起补充。

如果身体缺钾，也可能会出现睡眠障碍和代谢异常等问题，也容易掉肌肉，所以我建议大家钾和镁一起补。

目前大部分人对营养补充的认知还仅停留在补充钙和维生素的阶段，当我推荐补钾和镁后，有的学员可能因为在药店买不到补剂，就来问我能不能吃综合维生素来代替，我的回答是"不能"。因为钾和镁不属于维生素，而属于电解质，它们是人体需求量不少的常量元素，而不是微量元素。

3. 茶氨酸、酸枣仁和肉桂

茶氨酸这个成分也是我补充得比较多的，我之前就职过的公司就曾做过关于这个成分的研发和生产。

言归正传。茶氨酸是一种主打抗抑郁、缓解焦虑的成分。

很多人问我经期能不能喝咖啡，对于经期焦虑的人，我是不建议喝的，因为咖啡会刺激皮质醇，有增加焦虑的可能。我推荐大家经期喝茶，茶里的茶氨酸是可以降低皮质醇水平的。但有些女生喝凉性绿茶可能会痛经，所以我推荐雅安蒙顶山绿茶，它是一种温性绿茶，经期也可以喝。

酸枣仁位居睡眠三宝之首，好的酸枣仁价格不菲，可能每公斤会卖到接近1000块钱。中医在关于焦虑和睡眠问题的处方当中，一般都会用到酸枣仁。

推荐在晚餐后取5g酸枣仁和百合一起泡水喝，同时可以加入一些肉桂。肉桂有稳定食欲、舒缓助眠的作用。肉桂还能温阳，去除女性体内的寒气。

4. 益生菌

益生菌在近几年备受追捧，而它也在很多方面确实表现不俗。

关于益生菌的研究有很多，但是专门针对减肥领域的研究起步比较晚，临床研究也相对较少，瘦子菌、胖子菌的概念更是这两年才普及开的。

在益生菌领域，研究最多的是关于提升免疫力和改善肠胃健康。人体的神经系统分为中枢神经系统和肠道神经系统，肠道神经元的兴奋与否直接影响睡眠和情绪。两个神经元在胚胎形成初期是在一起的，后来一个长到了上面，一个长到了下面，中间通过迷走神经连接。所以从本质上讲，肠道是人体的第二大脑。

很多人在低碳水饮食初期容易出现情绪焦躁、心跳强烈、失眠等问题，那是由于身体排水导致钾和镁流失，使得血清素水平过低造成的。除了血清素，多巴胺、GABA都是由肠道分泌的。所以，人高不高兴，肠道真的起很关键的作用。

2019年，对于益生菌的研究已经证实了肠道和大脑的关系——"益生菌可以改善焦虑或抑郁情绪"，这是我在《脂肪革命》的作者莫科拉博士（Dr. Mercola）发表的一篇文章中偶然看到的。

现在市场上已经有比较多调理情绪的益生菌产品了，我曾经向我的学员们提及过类似的情绪益生菌，也有很多学员尝试了，都觉得有效果。真正有效的益生菌是可以溯源的，所以，在购买任何益生菌产品之前，要先看看成分表上有没有标明菌属＋菌株名字＋菌株编号，比如乳杆菌是一个菌属，它包含鼠李糖乳杆菌这个菌株，而这个菌株的编号是HN001。

5. 维生素B

维生素B_1、B_2、B_{15}，对神经系统、情绪、精神方面都有作用，所以在抗抑郁的方案里，维生素B也很受重视。我相信很多长辈对于谷维素＋维生素B并不陌生，失眠时都会被推荐这个配方。

6. ω–3脂肪酸

由于前文已经很具体地介绍过ω–3脂肪酸了，这边就简单强调一下，如果睡眠不好，可以试着补充ω–3脂肪酸，比如鱼油、海豹油、磷虾油等都可以。ω–3脂肪酸有缓解焦虑的效果，同时可以降低身体炎症，其中含有的DHA被称作脑黄金，能够放松大脑。

7. 南非醉茄

目前国内越来越多人开始认识到这个成分。

在 iHerb（一个国外的有机食品售卖平台）上搜索"助眠"关键词，会出现很多与南非醉茄有关的产品。

南非醉茄又叫印度人参，有几千年的药用历史，可以强身健体。

南非醉茄的功效很广泛，目前最为市场追捧的就是放松情绪，降低皮质醇水平，缓解肾上腺疲劳，改良慢性压力。同时，还能降低下丘脑－垂体－肾上腺轴的活动（这是调节压力反应的系统），让人的情绪变得没有那么敏感。

目前针对这个成分的研究已经通过动物实验阶段，进入临床研究了。目前有一些小型的研究表明，连续服用南非醉茄8周可以降低皮质醇水平，并且睡眠得到明显的改善。

除了以上作用，南非醉茄还有助于提升专注力、提升运动表现、降低血糖水平、帮助减轻炎症等。

最后，我列出一个食物清单，这些食物或多或少地含有对情绪有帮助的成分，建议大家在日常生活中可以多吃一些。

- 牛油果、南瓜子、杏仁、南瓜、黑巧克力等富含钾、镁的食物，帮助舒缓情绪。
- 绿茶、抹茶粉等含有茶氨酸的食物或饮品，也可以帮助舒缓情绪。
- 自制的酸奶或者泡菜里含有益生菌，可以加在日常饮食里。
- 海鲜类，如海鱼等，富含ω-3脂肪酸，有助于提升愉悦感。

6.3
培养无意识减肥的能力

本书开篇已经说过，最好的减肥状态是"顺便减个肥"，下面我们就来探讨一些"无痛的"，且在日常生活中很容易做到的方法，为减肥加码。

6.3.1　实现菜市场、超市和餐馆自由

这里所说的"自由"并不是经济层面的，而是在面对菜市场、超市、餐馆等外食环境时，可以毫不费力地挑出自己"能够吃"的食物，即熟练运用我们所说的：做不到满分，但可以尽量拿高分。选不到100分的食物，也能选出当下环境中最优质的食物，并且知道如何用一些小方法来"降低伤害"。这个能力是健康饮食里最为宝贵的，有了这个能力，减肥时就不会再感到慌乱，而且完全不会再因为减肥这件事而影响生活。培养这个能力，要做到以下几点。

第一，十字诀熟记于心：鱼肉菜蛋菇，藻芝薯奶谷。

前面学习了蛋白质、脂肪和碳水化合物三大宏量营养素，也获得了很多推荐的食材，但是如果你还是无法一眼识别出营养成分，那就按照十字诀的优先顺序来选择食物吧。

按照这个顺序，就能做到多摄入优质脂肪、蛋白质，少摄入碳水化合物，即便摄入碳水化合物也能少吸收。

第二，掌握一些常见的"阻断剂"。

减肥饮食要稳定血糖，实在避不开影响血糖的食物该怎么办呢？如果桌上有膳食纤维类食物，就先吃膳食纤维类食物。"快碳水＋膳食纤维"就会变成慢碳水，膳食纤维包裹住淀粉和糖，会让其消化不充分。虽然不能完全阻断糖，但也能起到一定作用。

比如我的学员会准备一些即食银耳，餐前来一小碗银耳，既能缓解饥饿避免吃多，也能起到一定阻断作用。

其他的常见"阻断剂"，还有柠檬汁、苹果醋、绿咖啡等，它们都含有有机酸，有机酸能够阻断一部分糖被吸收，稳定餐后血糖，稳定食欲。

第三，还可以叠加轻断食。

偶然（不是习惯性）吃多了，普通人能够做到的最好的事情就是拉长空腹期。

一般来说，轻断食16个小时，比如今天晚上吃到8点，明天就中午12点再开餐，早上喝杯咖啡或茶或来点柠檬水，都是挺好的选择。这样储存在肝脏和肌肉里的糖原也会被消耗掉，肠胃也能得到很好的休息。只要不是习惯性地经常吃多，就不用担心这种偶然吃多的情况。

第四，掌握挑选食物的机会。

当别人说随便吃什么都可以的时候，我们就可以抓住机会了。比如提议吃火锅、串串、汤锅等，这样的餐食让我们可以实现食材的自由搭配。尽量不要吃比萨这类让食材挑选很被动的快餐。

所以，排好食物的优先顺序，利用一些天然的阻断技巧，灵活叠加轻断食，再加上挑选合适的餐食，不管是日常生活的聚餐，还是出门旅行，都能够很好地掌控日常饮食，吃得又健康又满足，还不长胖啦。

6.3.2　如何看包装食品的成分

如果有减肥的诉求，对于包装食品，需要重点关注成分表里的碳水总含量，并避免反式脂肪酸。推荐选择碳水总含量在5%以下的包装食品。这里的碳水总含量是包含了淀粉和糖的。

或者也可以看克数，但一定要注意看单位。因为有的成分表标注的是每100g包装食品里含碳水多少克，而有的标注的是每一份包装食品里含碳水多少克，这是不一样的。例如，包装食品一份是8g，每份含3g碳水，那么吃掉100g这种包装食品就会摄入37.5g碳水。

此外，碳水总含量减去其中的膳食纤维含量，才是净碳水含量。主打高膳食纤维的包装食品，如果你关注它是否会让人长胖，就要用碳水总含量减去膳食纤维含量，得到的才是"真正"的碳水含量。

而反式脂肪酸，是人体里的大麻烦，它可能会带来炎症，它明明是个脂肪，但结构又是反的，可能会带来一些错误的免疫反应和自我攻击。所以，很多人觉得自己明明吃得"正常"，身体却在慢慢发胖，尤其是肚子越来越大，而且身体感觉不舒坦，又说不上来到底是哪儿不舒坦，这可能就是反式脂肪酸给身体慢慢增加的炎症负担所造成的。我们必须承认，反式脂肪酸已经充分渗透在日常生活中。

比如超市里包装好的蛋糕、面包、饼干等，几乎都有反式脂肪酸，除非明确标注无反式脂肪酸。食品加工业很喜欢用氢化植物油或部分氢化植物油，因为氢化后的植物油更好保存，并且能够让膨化食品更加松软酥脆，但它们都含有反式脂肪酸。

另外，各种各样的价格不高的含有奶油的包装食品，可能用的是植物奶油、人造奶油，这些油脂也含有反式脂肪酸。

还有奶茶好搭档——植脂末，这种让口感更醇香丝滑的物质，也是反式脂肪酸。

另外，街边，包括很多正规连锁卖炸物的店，用来油炸的油脂（起酥油）看起来非常清亮，但多半也避不开反式脂肪酸。

有传闻说，消耗反式脂肪酸需要的时间比消耗健康脂肪需要的时间多7倍，这主要是因为反式脂肪酸会给身体带来很大的炎症负担，身体除了消耗它，还要进行各种自我修复，压力很大。

氢化植物油、部分氢化植物油、氢化菜油、精炼植物油、植物起酥油、奶精、植脂末、人造脂肪、麦淇淋、植物酥油、人造酥油、咖啡伴侣、奶茶伴侣、代可可脂、雪白奶油、植物奶油等，都是常见的包装食品成分表里反式脂肪酸的化名。

想要好好减肥，就尽量吃真实的食物，吃原型食物，这样才会避开很多炎症物质。我们这里还只是谈了反式脂肪酸，而添加剂的家族更是庞大，有一本书叫《百年谎言》，如果想了解添加剂的前世今生，可以看看这本书，这里不再赘述。

6.3.3　细嚼慢咽，肯定可以减肥

这里说的细嚼慢咽，指的是内心接纳，并且行动上也做到细嚼慢咽。

少吃多餐、多喝水等这些传闻中的瘦子习惯，其实都与胖瘦没有必然关系，其中我唯一承认对减肥有帮助的就是细嚼慢咽。当你真正习惯了细嚼慢咽时，就说明你与食物的关系不差了。

细嚼慢咽，掰碎了来说，首先，咀嚼能够让食物裹上更多的唾液，唾液里有一种酶，可以稳定血糖，阻止一部分糖吸收。

其次，细嚼慢咽还有助于专心进食，确认进食感受，增进进食满足感，从而减小食量。

然后，细嚼慢咽会让大脑更容易感觉饱足。吃饭特别快的人，感到饱时往往是已经吃撑了。大脑感觉到饱会比胃感觉到饱大概滞后15分钟。所以，细嚼慢咽的人一定也吃得不多。

再有，充分咀嚼，有助于更好地吸收食物的营养。你可能会有疑问："减肥还要吸收得好？"事实上，身体只有吸收了足够的营养，才会感到满足，才会感到舒适，才不会产生那么多虚假的饥饿感，而大部分胖人都属于营养不良型肥胖。

最后，充分咀嚼，也是破除迷恋食物的方法。比如，特别迷恋一种食物，如果细嚼慢咽去体会它的口感，可能发现其实它也没有

那么好吃。而一些传统意义上不好吃的健康食物，如无糖酸奶，若慢慢品尝，也会发现它并没有想象中那么难吃。

只有不迷恋、不抗拒、不戒断，跟食物关系变好了，对食物慢慢有安全感了，才能真正做到细嚼慢咽。真正做到细嚼慢咽的人，暴食的概率一定很小，而且一定会变瘦的。

说了这么多，那怎样才能做到细嚼慢咽呢？

首先是心理暗示。经常告诉自己，"食物是够吃的，我随便想什么时候吃都可以"，以此建立满满的食物安全感。

还可以试试找别的满足感，比如吃饭的时候一部分满足感来自食物，一部分来自社交和服务。那么在聚餐的时候，可以充当服务者的角色，给其他人夹菜、倒水，招呼大家多吃点，体会在这种状态下，在没有"抢吃""怕吃不到"的状态下，自己依然能吃饱，想吃的都吃到了，而且没吃撑，慢慢地改良与食物的关系。

其次，如果有条件，可以去报名参加一些美食品鉴课。优质美食和快餐的吃法是不一样的，当你学会了品鉴食物，你对食物就有了要求，而且会在细嚼慢咽中找到乐趣。

最后，从微习惯开始。提醒自己，每顿饭做到一口细嚼慢咽就可以了。当你能想起第一口，就会有第二口第三口更多口细嚼慢咽。这就是所谓的低门槛、高产出。如果后半程实在忘记了也不要苛责自己，要懂得肯定自己的进步，知道习惯不是一分钟养成的。如果逼迫自己一开始就全程细嚼慢咽，进食可能会很痛苦。

6.3.4 其他的一些无意识减肥加分技能

及时刷牙漱口。在大部分的场景里，晚上刷完牙了会说："我刷牙了，不吃了。"漱口一般也是吃饱饭后做的事情。所以这两个动作，会帮你唤起身体停止进食的信号。

换更小的餐具，我们会吃更少。自助餐厅为什么会用中小号的盘子，而不是用大号的盘子？因为研究表明，选择用小号餐具的食客的食量会下降。

用冷色调的深色餐具。比如紫色、绿色等颜色的餐具，也会让我们的食量相对减小。我自己喜欢墨绿色的餐具，也买了很多，但是大多数时候我是不喜欢用它们的，因为相比起白色的、黄色的等浅色餐具，绿色确实稍微倒胃口一些。

还可以换一只手吃饭试试，或者吃比较麻烦的东西，比如有刺的鱼。我小时候是个小胖子，吃饭超快，唯一能让我吃饭慢下来也吃不多的方法，就是吃鱼。

平时还可以吃一些抑制食欲的食物，比如苹果醋、绿咖啡、抹茶等。

随着对饮食管理的研究越来越深入，大家也会发现很多其他无意识的小方法。

6.3.5 一些可以了解的燃脂食品成分

下面我挑一些市面上热门的燃脂食品成分，给大家做个参考。

1. 白芸豆提取物

这是最为常见的碳水阻断剂，准确地说，是淀粉类碳水阻断剂。服用白芸豆提取物，可以抑制 α - 淀粉酶的活性，让摄入的淀粉消化不充分，使一部分淀粉不转化为葡萄糖，不被身体吸收，从而起到碳水阻断的作用。

目前对于白芸豆提取物的研究测试结果是，每天服用 500~1000mg，大概能阻断60%的淀粉类碳水。但如果你认为白芸豆提取物能减肥，那就有点交"智商税"了。阻断剂只能锦上添花，不能雪中送炭，千万不要仗着有阻断剂就大吃大喝，以为靠它就能瘦下来。

2. 藤黄果提取物

藤黄果提取物也是市面上比较常见的减肥辅助成分，它可以抑制食欲，同时起到阻断部分碳水的作用，同时也有助于燃脂，并提高血清素水平，减少饥饿感，提升愉悦感。

很多知名品牌都在做这种成分的相关产品，安全度较高。

3. 阿拉伯糖和五层龙提取物

阿拉伯糖（在中国台湾比较流行）是一种代糖，同时也是膳食纤维，不会给人带来血糖负担。因为它可以抑制一部分蔗糖被人体吸收，所以它也是碳水阻断剂。在100g蔗糖里，添加3g阿拉伯糖，可以阻断60%的蔗糖。但它只针对蔗糖，果糖不在它的抑制范围之内。

所以如果有代糖需求，阿拉伯糖是一个比较好的选择。这种成分近年来在很多产品里都有添加，安全度也比较高。有的人吃了还会有较好的通便效果。但它并不是0卡糖，它有热量。

五层龙提取物也是目前市面上被广泛流传的阻糖成分。

五层龙是生长在斯里兰卡的一种植物，它是被世界卫生组织（WHO）认定的对降糖有特殊功效的糖尿病保健用茶，可以用于降低血糖，稳定血糖。它能够抑制 α－葡萄糖苷酶的活性，使糖难以消化为葡萄糖。

这个成分在一些日本产品里比较常见，想要抗糖的人可以选择使用。

4. 左旋肉碱

人体燃脂的最后一步是，通过一种肉碱把脂肪送入线粒体中进行燃烧，左旋肉碱的作用就是在这一步发挥出来的，它可以促进脂肪燃烧，也就是广告里说的"提升燃脂效率"。

人体是可以产生这种肉碱类物质的。人的有氧能力越好，就能产生越多的肉碱类物质，或者说促进脂肪燃烧的能量就越强。有氧能力是可以通过训练来提升的。

对于"左旋肉碱配合运动才有效果"的说法，我个人认为应该是指有氧能力提高了，身体对服用的左旋肉碱的利用率就会变高。

左旋肉碱属于食品类添加剂，我个人吃了会睡不着觉，也有些人吃了左旋肉碱后会出现拉肚子的状况，但这应该是个体反应，并不代表左旋肉碱有副反应。

但是，人体自身可以产生左旋肉碱，基本上不会缺它的。

5. 共轭亚油酸（CLA）

目前在市面上有很多这类产品，主打帮助燃脂。共轭亚油酸是一种天然的反式脂肪酸。前文有提到反式脂肪酸是不好的，但是共轭亚油酸是好脂肪酸，很多动物油脂里天然有这个物质。

它可以帮助清除体内自由基，增强抗氧化能力和免疫力，清除血液中的垃圾等，有很好的健康价值。

但严格说来，用它减脂，还得搭配运动，才能产生1+1>2的效果，所以共轭亚油酸其实在运动人群里的流行度比较高。如果你有运动习惯的话，可以辅助使用它。

6. 绿咖啡提取物

这种成分近两年在各种减肥食品或者抑制食欲的食品里都会出现，它还有一个名字，叫绿原酸。

很多人鼓吹咖啡可以减肥，并不是因为咖啡因，而是因为咖啡里有绿原酸。有人说早上空腹喝一杯美式咖啡可以通便，也是因为绿原酸。

绿原酸是一种有机酸，它可以在一定程度上帮助稳定血糖，阻断一部分碳水的吸收。喝咖啡可以直接摄取部分绿原酸，而从咖啡豆里把这种成分提取出来，以一定的浓度添加到食品里，也可以起到辅助减肥的作用。

有很多实验表明，绿原酸对于稳定血糖、提高胰岛素敏感度有正向的作用，而这两个指标的改善本身就有利于养成易瘦体质。所以如果没有咖啡因不耐受，常喝咖啡对减肥是很好的。

抛开减肥的角度，绿原酸还有抗氧化和抗炎症的能力。

醋酸、柠檬酸等也属于有机酸，所以喝柠檬水或者苹果醋水都有助于稳定血糖，提高减肥效果。

6.3.6　代糖应该怎么选

减肥需要控糖，但是人们又需要甜味，所以代糖可能是代替甜食的一个最好的选择。代糖分为天然代糖和人工代糖。

比较常见的天然代糖有罗汉果糖、甜叶菊糖等。它们分别提取自罗汉果、甜叶菊。提纯的罗汉果糖的甜度是蔗糖的300倍，也没有什么热量，几乎不会影响到血糖，但是有一部分人特别不喜欢罗汉果糖的甜味。

甜叶菊糖的甜度也是蔗糖的300倍，几乎不影响血糖。在代糖市场上，它非常普遍。我常买的代糖，配方就是甜叶菊糖+赤藓糖醇。

来看看赤藓糖醇。虽然它叫糖醇，但也被划分为天然的代糖，因为是从食物里提取的。在整个代糖领域中，它是被广泛使用且一度被认为是安全度较高的代糖。

但是最近它"暴雷"了。最新的研究表明，赤藓糖醇可能会加快血栓形成的速度，有心脑血管疾病的人如果吃了赤藓糖醇，发病率会提高一倍。虽然还没有更多的相关研究证据，但这确实是赤藓糖醇第一次发生了口碑大逆转。我个人的建议是不用太焦虑，只要没有糖瘾，不是每天都必须吃甜食靠代糖"续命"，就无所谓。

另外一个常见的糖醇是木糖醇，它经常被使用在各种口香糖中，在很多国家它也被称为"护齿糖"，可以抑制龋齿的发生，所以推荐给小孩吃。它的GI值极低，也被推荐给糖尿病人吃。木糖醇的一个缺点是，它会刺激肠胃。如果吃了觉得不舒服，我建议就不要再吃了。

前文提到过可以阻断蔗糖吸收的阿拉伯糖，是一种天然代糖，属于益生元，甜度是蔗糖的0.5倍。早在很多年前日本率先推出的"健康糖"，就是在蔗糖里同时混入阿拉伯糖，实现阻断蔗糖吸收的目的的。阿拉伯糖也有可能引发部分人的肠胃反应，比如拉肚子、胀气等。

还有一个叫"菊粉"的"代糖"我们可以来聊聊。菊粉，在严格意义上并不能算代糖，因为它的甜度比较低，只有蔗糖的0.1倍。菊粉属于益生元，可以作为肠道菌群的食物，让菌群更健康；它本质上来说是一种膳食纤维，提取自菊苣根。菊粉还有调节血糖的保健功效，所以我经常推荐我的学员在减肥的时候可以服用一些菊粉。但它也有缺点，很多人吃了它会觉得胀气、拉肚子。

比较常见的人工代糖有阿斯巴甜、安赛蜜、三氯蔗糖等。我个人对人工代糖没有偏见，因为其在合成过程中会避开很多致敏成分，而且能够保证纯度。人工代糖是一种食品添加剂，在食品中添加时要求明确功效、原理、安全用量及副反应。

以阿斯巴甜为例，有人说"过量使用阿斯巴甜会致癌"，但要注意"过量"这个词。如零度可口可乐里的阿斯巴甜，其安全用量大概就是每天可以喝25罐。而安全用量差不多是一个食品添加剂的最高上限值除以100后得到的数值。最高上限值的意思是服用这个量并不会对身体造成明显伤害，所以即使每天喝2500罐零度可口可乐，也不会因为其中的阿斯巴甜而产生健康问题。

但是，确实存在一些风险：食品添加剂并没有做过叠加使用的风险测试，比如人们一整天可能会摄入很多种食品添加剂，它们合起来共同会给身体带来什么影响，谁也不知道。

很多减肥的人害怕代糖，是因为听说它会欺骗身体，让身体"自以为"摄入了糖。虽然血糖不升，但胰岛素水平会升高，因此对减肥不利。如果这个逻辑成立，那为什么吃米、吃面，身体不会被欺骗呢？米饭也不甜啊，为什么胰岛素水平会升高呢？所以我认为，身体可能会偶尔上当，但不会一直上当。

还有人说吃代糖刺激食欲，其实只要是甜味，都会刺激食欲，并不是代糖的问题。

至于其他代糖，比如安赛蜜、三氯蔗糖，也被广泛运用于食品添加，传说是有很多健康隐患的。不过依然没有研究来"支持"这些危害。

总结来讲有两点：第一，代糖的危害没有被"实锤"，但糖对健康的危害是板上钉钉的事实；第二，不管是代糖还是糖都不可怕，糖瘾最可怕。

最后说一句，我们可以摄入糖，但最好的糖摄入是来自原型食物。比如蜂蜜，由蔗糖、葡萄糖和果糖一起构成，同时保留了大量营养素和膳食纤维；比如水果，除了糖，吃水果还能摄入独特多酚、抗氧化物和其他营养素，以及水分和膳食纤维。

>> 第7章

从体重管理
迈向健康管理，
与自己和解

本章是共勉的一章，我希望我们一起把眼光从关注自己的体重转变到关注自己的健康，这种健康既包括生理上的，也包括心理上的。我们能不能做到呢？其实，通过前几章的介绍，与其说我们认识了减肥，不如说我们重新认识了自己的身体，重新认识了食物，也重新审视了我们和身体、食物的关系。所以，我们早就从体重数字中慢慢跳出来了。

取而代之的是，我们应该追求一种状态：能够好好吃饭了，不会暴饮暴食了，能够享受美食的乐趣了，更关注自己的身体和健康了，更接纳自己的身材了。

这才是减肥的终点。

7.1
先说说我自己

我曾经在面试的时候被问过一个问题："你人生的终极目标是什么？"我从没有想过有一天我面试的时候会被问到这个，我下意识地回答："我希望我死的时候是不痛苦的，我要健康地老死。"那时候我25岁，面试我的老板哑口无言。

我从小在医院的职工大院里长大，爸爸在医院里工作。我自身并没有出过什么大的健康状况，但我目睹了非常多健康出状况的人所经历的痛苦。有一个很残酷的事实——很多人开始意识到自己该关注健康的时候，往往是在医生看到他的检查报告时叹气、摇头的时候。

我爸妈对我没有什么过高的期许，不指望我赚大钱或出人头地，他们就希望我能健健康康的。

我的价值观使我关注健康大于关注我的胖瘦，即便我做博主之后，有很多键盘侠说"你也不瘦啊"，我也不再有欲望去继续减肥了，因为我现在很健康。

我认为，每个人最终都会从关注自己漂不漂亮、有没有肌肉线条、腿够不够细这些外在的东西，转而关注自己是否能健康地生活一辈子。唯一不同的是，有的人是慢慢转变的，像我，是因为文化熏陶以及认知升级，而有的人则是一瞬间转变的，比如医生通知他检查结果不容乐观的时候……

网络上最受欢迎的减肥爆款话题之一是"瘦下来的人生真的会开挂"，大家纷纷晒出自己减肥前后的身材对比照，并表示瘦了就能穿上漂亮的衣服，引来众人羡慕的目光。

我认为这都是消费主义塑造出来的价值观。我以前做过美妆编导，会编一些剧情，比如一个女生素颜很普通，她喜欢的男生一直对她视而不见，可当她画了一个美美的妆容后，那个男生就会一眼爱上她。这种剧情套用到减肥中就是"瘦下来的人生真的会开挂"，明明是误导，但很多人还是深信不疑。

瘦下来之后人生真正的"开挂"是你的身体变好了。

7.1.1　生理上的变化

我从2016年年底开始最后一次减肥，我亲眼见证了我的身体、我的健康状况发生的重大改变。这种改变有我能够直接看到的、体会到的，也有体检报告的变化。写这个部分不是为了炫耀，而是想让大家了解，减肥后身体会发生什么好的变化。

● **身体更加健康**

以前我胖的时候，虽然年纪不大，但经常会觉得腰酸背痛，肩颈不舒服，但瘦下来之后，因为体重负担减轻，颈椎、腰椎所受到的压力也随之减小，那些不良状况得到了明显改善，花在按摩上的钱少很多。

- 不再热衷于抢座

以前我是能坐着就不站着，能躺着就不坐着，非常懒得动，精神状态也不好。但瘦下来之后，我坐公交或者地铁时，不再有那种谋划着要去抢占座位的冲动了。科学来讲，这应该跟胰岛素抵抗改善有关，前面提过，胰岛素抵抗会让细胞吃不到营养，所以没精神、没力气。瘦下来，胰岛素抵抗也随之改善了。当然，也有可能是因为健康饮食使身体获得的营养丰富且均衡了，所以人整个的精神状态也变得更好了。

- 体质得到改善

我在2016年以前，血脂偏高，且有中重度脂肪肝。而现在我的体检报告显示，大多数指标都很正常，只有总胆固醇偏高，高密度脂蛋白偏高，这就是典型的高胆固醇、低炎症的身体状态。高密度脂蛋白偏高，也就是好的胆固醇偏高，从侧面印证了身体的受损不严重，需要修复的部分也较少。我的肝脏、肠胃、神经和免疫系统基本处于无风险状态。

这里补充一点，如果你长期低碳水生酮饮食，体检结果出现总胆固醇偏高是正常的，只要高密度脂蛋白不偏低就没问题。

最后，我不再会突然感到饥饿，食欲、情绪等各方面都很稳定。

以上这些，才是我真正感受到的"开挂"。

7.1.2 生活状态上的变化

当健康发生转变，身体感受到不一样之后，我的生活状态也会发生了转变。

我慢慢养成了只吃正餐的习惯，不再嘴馋，对食物有了安全感，不会总想着吃了，不会再吃撑，而且生理上也抵抗吃撑。我以前喜欢吃自助餐，但现在很少去吃了，因为只要稍微吃多一点，胃就会不舒服。我的作息更加规律了。

因为感受到了健康的好处，所以更想守住健康。最大的焦虑感不再来自每天的工作压力，而是担心睡眠不好。这是一个重大转变，因为睡眠力等于健康力。

现在不管怎样，我都把健康放在第一位。这是之前我没想过的，但这种观念才是符合生物本性的。

7.1.3　心态上的变化

很多人患有厌食症，可能就是因为从小被家里严格控制，所以最后只能通过控制吃来抒发自己的"掌控感"。

很多人小时候都有被家长逼迫必须吃完规定的食物的经历，还被警告"不吃完就长不高""不喜欢吃也要吃"。这些人长大后很容易没有方向感，因为在一件本该依靠本能选择的事情上，他们却被剥夺了自主决定的权利。

有些人从小缺乏来自家庭的关爱，那么他们长大后，在吃这件事上很可能就会表现得特别克制和苛刻，因为他们从小并没有学会怎么对自己好。

所以，尝试着和食物好好相处，其实是在和自己进行对话与和解。

如果和食物的关系和解了，那么在吃这件事上就会表现出和解，同时伴随着很多心态上的和解。如果你在吃上善待自己，学会让自己越来越舒服，而不是一直跟自己较劲，那么你对外界的态度就会变得越来越温和。比如，你不再拒绝约会，因为你不怕外食、不怕吃了，你的人际关系也会因此得到改善；你不再是那个餐桌上只顾着自己吃却不管别人的人，因为你享受食物的同时也在享受社交，而不是把所有精力都放在吃上；你不再容易走极端，因为你在节食上吃过大亏；你会变得更有耐心，不再因心急而越减越肥；你看事情的眼光会更立体，就像你明白了，不是多吃就会长胖，也不是少吃就会变瘦一样。

7.2

"低碳水饮食 + 轻断食" 带来的健康改善

日常我在研究减肥饮食的时候，也会附带学习一些养生饮食。在不断的学习中我发现，"低碳水饮食 + 轻断食" 在很多现代疾病的防治方面有着利好的作用。

虽然可能会得罪人，但我必须说，当下市面上流行的那些养生文化和小贴士，大多都 "抓小放大"，没有抓住健康的根本。比如预防癌症，建议少吃腌制品，少吃烧烤，远离黄曲霉毒素，但从本质上看，现代人癌症高发的真正原因是这些吗？

接下来我们就聊聊，"低碳水饮食 + 轻断食" 对防治现代疾病的好处。

7.2.1 良好的抗癌效果

虽然随着现代医学的发展，癌症已经不再那么可怕了，但它依然是个严峻的健康问题，而且有些癌症近期还呈现出流行病的趋势，比如肺癌和肝癌。

癌症可能是由长期慢性炎症积累而来的或者是由细胞分裂突变造成的。为什么老年人更容易患癌症？因为老年人进入衰老期，一些器官或者机能更容易受损，而要修复这些损伤就需要加速细胞分裂。在加速细胞分裂的过程中，发生突变的概率会升高进而加大癌变的概率。所以，让损伤和炎症少发生才是一个抗癌的大思路。

我曾经陪亲戚去四川华西医院治疗肺癌。我了解到，肺癌和肝癌，慢慢开始在40岁出头的人身上高发，呈患病人群年轻化的趋势。

为什么呢？

因为肺和肝两大脏器面临的是时时刻刻的受损，以及时时刻刻的修复。肺的受损，其中一个重要原因就是空气质量下降，另一个原因，是悲伤情绪的压抑。而肝的受损则源自不间断的压力、焦虑情绪、熬夜、喝酒、摄入加工食品中的毒素等。

在《免疫革命》这本书中，我看到了"薄弱环节"一说，即肝和肺所处的环境，让它们成为典型的"薄弱环节"。

不停地有炎症，不停地受损修复，发生癌变的概率自然就高。

所以少吃烧烤、少吃腌制品、少吃发霉食物对抗癌并没有太大的作用，因为杜绝这些无法做到从根本上控制炎症和防止受损。

但"低碳水饮食＋轻断食"做到了。

目前被西方医学承认的毒素是自由基，它被称为"万病之源"。那自由基来自哪里呢？90%以上是线粒体燃烧燃料（脂肪和糖）产生的。自由基是"战士"，它能抵御外来的侵略，但它也能攻击人体自身健康的细胞，所以人们需要自由基，但不需要那么多。若想通过饮食来调控自由基，应该怎么做呢？

在《脂肪革命》这本书中我看到过这样一组数据：如果人体用脂肪作为燃料，那么导致细胞发生氧化损伤的概率可以比用糖作为燃料降低30%～40%。换句话说，假如燃烧一定热量的糖会产生10个单位的自由基，那燃烧同样热量的脂肪则只产生6～7个单位的自由基。

所以低碳水饮食，由于每天要吃的主食发生了改良，比如细粮改粗粮，日摄入很多碳水变为只摄入比较少的碳水（低碳水饮食的标准是每天净碳水摄入量低于100g，普通的高碳水饮食有时候每天净碳水摄入量达200g以上），所以整体摄入的糖大幅减少，其带来的保健效果可能产生质变，这种质变不是少吃几顿烧烤、腌制品可以比拟的。

而且，由于淀粉、糖摄入少，低碳水饮食可以让胰岛素相对平稳。如果胰岛素活跃，就会引发炎症因子活跃；如果胰岛素稳定，炎症因子就不活跃。所以，低碳水饮食直接降低身体炎症。比如你痤疮严重，去医院看病，医生会建议你少喝牛奶、少吃甜食，因为牛奶和甜食会让胰岛素活跃，也就等于让炎症活跃。

以我为例，我选择低碳水饮食（在某些阶段是更为严格的生酮饮食）5年了，高密度脂蛋白偏高，这可以粗略地说明身体炎症水平很低。

稍微解释一下高密度脂蛋白，你可以粗略地把它和低密度脂蛋白都理解为一种运输工具。胆固醇是一种类脂，它的重要作用之一是修复体内的损伤炎症等。当人体内有炎症受损时，会由低密度脂蛋白把胆固醇运送到需要的地方去修复受损。如果胆固醇没有用完，再由高密度脂蛋白把胆固醇运送回来。所以，如果你的身体没有什么损伤，胆固醇没被消耗掉，那就需要更多的高密度脂蛋白来运输胆固醇。因此，高密度脂蛋白才被称为"好胆固醇"，如果体检显示高密度脂蛋白偏低，你就要提高警惕了。

以上的说法不一定严谨，但是我们可以粗略地这么理解。

我个人认为，如果选择高碳水饮食（每天吃很多米饭、面条、甜食），那患癌概率就会高，因为在这种情况下，线粒体的主要燃料是糖，身体里的"战士"（自由基）过于密集，既攻击"外敌"也可能攻击自己，产生受损，进而癌症突变的风险增加。所以，我认为抗癌的重点是抗糖。因为在日常饮食中，一不小心糖的摄入量就会很大。在《减糖饮食》这本书里有一些统计数据，比如一小碗米饭的含糖量是60g。而健康人体每天负荷的糖应该在160g以内。按照中国人平常的主食量，即使不额外摄入糖，一日三餐糖的摄入量都要远远高于160g，所以通过减糖饮食，可以逆转很多不好的反应，带来客观的改变。

而且，高碳水饮食引发胰岛素波动，胰岛素越活跃，炎症因子就越活跃，所以高碳水饮食的人体内的炎症会更多，炎症越多，突变的可能性就越大。

而胰岛素活跃会让人体内的IGF-1生长因子更加活跃。近些年很多研究表明，IGF-1生长因子越活跃，癌症的发病率就越高。

很多人选择低碳水饮食后，由于胰岛素平稳，所以情绪也变得平稳，睡眠和精神状态都大有改善，而且这种改善是持续的。

前文提到过，断食的效果大体上有两个：一个是燃脂，另一个是激发细胞自噬。细胞自噬就是人体自动修复的过程，它是在饥饿状态下激发出的人体自我保护机制。对于普通人来说，16小时不进食的轻断食，已经能够激发一些细胞自噬，从而达到保健效果了。

所以我认为，低碳水饮食可以大量减少糖的摄入，从而让身体少产生自由基，使胰岛素稳定，降低炎症，再有轻断食的加持，便可以有效防止癌症。

7.2.2　良好的护肝效果

我对肝脏的关注是最多的，因为我觉得它实在太辛苦了。我经常用一个词来形容现代人的生活——"杀肝生活"。所谓"杀肝"，就是很多不好的生活方式、习惯对肝脏的损伤非常大。

果糖和酒精是我们熟知的伤肝毒素，而更可怕的是，现代人的生活里充斥着大量的加工食品，而这些食品所包含的色素、香精、添加剂、防腐剂、反式脂肪酸、残留农药，以及其他毒素等，都需要肝脏来解毒。

压力无处不在，不管是工作、学习，还是日常生活，甚至带个小孩都能被气炸，它们时时刻刻都在疯狂地伤肝。

熬夜作为当下一种很"流行"的习惯，对肝的损伤也非常大。

最关键的一点是，以上这些状况都是肝脏在近二三十年才开始面对的。也就是说，肝脏从"诞生"之日起，已经陪伴了人类几百万年，而它的功能进化程度是不会在这二三十年内发生突变的，所以肝脏的状态岌岌可危。

市面上的护肝产品，比如各种泡水方、护肝片，以及很多护肝建议，比如吃枸杞、吃深绿色蔬菜等，虽然都可以为护肝加分，但很难从根本上减轻肝脏负担。

但如果践行低碳水饮食和生酮饮食（更为严格的低碳水、高脂肪饮食），那么酒精和果糖的摄入就会大幅减少，加工食品的摄入也会减少，对肝脏的损害自然随之降低。我们大量地吃原型食物，吃好的肉、好的菜，把爱吃加工食品的习惯改掉，这才是最重要的。

同时，低碳水饮食带来血糖稳定，情绪波动也因此小很多，这会给肝脏减压不少。

另外，低碳水饮食带来炎症降低，以及轻断食带来自噬效应，都会让肝脏的修复压力变小。

所以，毒素摄入变少、炎症降低、情绪转好才是对肝脏的"大松绑"，而不是天天一边吃护肝片、吃枸杞、吃深绿色蔬菜，一边却依然过着"杀肝生活"。

7.2.3 改善糖尿病、多囊卵巢综合征等问题

简单来说，糖尿病和多囊卵巢综合征都与胰岛素息息相关。

举个例子。我堂姐结婚多年一直没有怀孕，医院检查的结果是多囊卵巢综合征伴随双侧输卵管堵塞，当时直接就被医生判了"死刑"，还说让准备10万块钱，过了年就去做试管婴儿。当时差不多是国庆节前后，而到了快过年的时候，我堂姐竟然自然受孕了。因为她从医院检查完一回家就想减肥，但又不知道怎么减，她知道我在用"不吃主食"减肥法，所以也决定试一试，结果仅两三个月就

瘦了很多，还成功怀孕了。

后来我才知道，多囊大多数是胖多囊，并且经常伴随胰岛素抵抗。如果能够解决胰岛素抵抗，那多囊也会得到很大改善。我不是医科专业出身，对其中的原理不太清楚，但我向学员们分享了这个案例后，偶尔就会收到他们的反馈：多囊改善，成功怀孕。

有个学员告诉我，她妈妈患有2型糖尿病，一直吃进口的降糖药，但是有一阵子买不到进口药，于是她让妈妈尝试了生酮饮食，也就是更为严格的低碳水饮食，结果她妈妈的血糖值比吃药的时候还要低。

2型糖尿病是由于长期过量摄入糖，胰岛素长期大量分泌，身体抵抗胰岛素，血糖始终居高不下而形成的。现在的治疗方法就是注射或者服用外来胰岛素降血糖。

但是，如果要治疗糖尿病，而不是仅仅局限于控制血糖，那治疗方法就是要增强身体对自身胰岛素的敏感度，让胰岛素自己可以实现降血糖，不再依赖外来胰岛素。

2型糖尿病并不是身体无法分泌胰岛素了，而是分泌太多胰岛素但身体产生了抵抗。想要让身体不抵抗胰岛素，就是要少分泌胰岛素，那么"低碳水饮食（最好是生酮饮食）＋轻断食"就可以慢慢实现这个目标。

选择"低碳水饮食＋轻断食"，胰岛素敏感度提高，身体代谢脂肪的能力提升了，自然就能减肥。胰岛素敏感度提高，胰岛素抵抗改善了，血糖问题也能得到缓解。如果选择低碳水饮食，同时又因为2型糖尿病正在服药，那么我建议务必咨询医生看是否需要调整药量。因为医生建议的药量可能是与病人每天摄入的碳水相匹配的，而低碳水饮食的碳水摄入量减少，如果药量没有随之减少，可能会有低血糖风险。

7.2.4　改善抑郁

现代人的抑郁问题似乎已经很普遍了，就连我自己也经常会为各种数据而感到焦虑。

低碳水饮食对缓解抑郁和改善情绪的作用是有一定理论基础的。

我们用极低碳水摄入的生酮饮食来举例。在临床上，生酮饮食是可以用于配合治疗癫痫的。很多种癫痫都是在人情绪波动大的情况下发作的，而生酮饮食可以在一定程度上稳定激素水平，并且对神经系统刺激较小，所以能稳定一些精神类疾病使其不易发作。

而抑郁和癫痫在神经、代谢、免疫、遗传等方面有很多相似之处，近年来也有不少科学研究都在探讨生酮饮食和低碳水饮食与抑郁的关系。

前文讲过，如果身体炎症水平高，即便没有得抑郁症，也会经常感到压抑、焦虑、闷闷不乐，对很多事情都提不起兴致，慢性炎症本身就是一种慢性压力。而情绪低落和炎症又互为因果，如果不及时解决，它们就会互相帮助对方"成长"，最后的结果就是炎症越来越严重，抑郁也越来越严重。而生酮饮食和低碳水饮食可以降低身体炎症，如果有酮体（脂肪）作为能量，那体内的自由基会大量减少，炎症自然会得到改善。

另外，酮体可以让感受兴奋的神经递质活跃度降低，从而使情绪更加稳定。生酮饮食还能提升体内的GABA水平。GABA是降低焦虑、减少思虑，让情绪舒缓、平静的一种神经递质，这两年，市面上已经出现了很多针对失眠的GABA产品，效果也是不错的。

对比服用药物来缓解抑郁，通过饮食来调整会更加健康，而且还能规避药物带来的不良反应，比如嗜睡等。

7.2.5　改善身体敏感

很多人会发现随着年纪的增长，身体越来越敏感，比如易偏头痛，肠胃变得敏感，等等。而这些问题，大多都是由于慢性炎症积累造成的。

我们可以来说说慢性炎症的问题，世界卫生组织（WHO）发布的数据显示，全球每5个人里就会有3个人受慢性炎症的困扰。而慢性炎症在临床上是没有确诊标准和治疗方案的。比如刚提到的偏头痛，如果近期身体炎症水平低了就会好很多，否则医生只能给你开止痛药。

国外有一些人使用生姜粉来"治疗"偏头痛，因为研究发现，生姜粉中有超过150种抗氧化物多酚，持续服用能够降低身体炎症。

我经常会收到一些学员的反馈，说他们采用极低碳水摄入的生酮饮食之后，偏头痛似乎没有再发作过了；也有人说他们早上起床太阳穴痛，践行生酮饮食一段时间后也好了；还有人说他们不会再经常发生过敏反应了。其实，这些都是慢性炎症改良的表现。

还要强调一点，低碳水饮食对食材的建议，会帮助我们规避一些过敏原。在人类几百万年的进化周期里，碳水绝大部分都来源于块茎类食材。针对不同的食材，人体需要相当长的一段时间才能进化出对应的肠道菌群或者消化酶，而谷物真正融入我们的生活的时间很短。

所以，很多人在大量食用谷物之后，身体会发生一些不良反应，这些不良反应不见得都是即时性的，它们可能会在人体内慢慢发酵，最终导致诸如肠道损失等一些不良后果，比如肠漏——由于小麦里的麸质导致的肠道闭合不好，不该进入血液循环里的物质，从肠道漏到了身体里，从而引发过敏。所以，谷物是人类最好的发现，也是最坏的发现，它让人类发展壮大，但它也带给人体各种不适应。如果你进入低碳水的世界，去尝试选择一些块茎类的碳水作为主食，而不是只认准谷物，那健康状况可能会发生一些转变。

以上这一大段表达的意思就是，可能你和我的相遇是从减肥开始的，但是我们会慢慢地把重点从减肥过渡到健康上，如果你的身体敏感、娇气，经常会不明原因地过敏、生病，那不妨试试低碳水饮食，同时筛除那些让你敏感的食物。

7.2.6　身体健康的连带反应

我今年刚好读到一本叫作《人为什么会生病》的书，它讲述的就是世界最前沿的关于胰岛素抵抗的研究结论。整本书就是在讲，胰岛素抵抗作为一个基础的诱因，引发了很多问题，比如肥胖、糖尿病、癌症、性功能障碍、神经系统疾病以及高血脂、高血压等问题。也就是说，如果胰岛素的问题得到解决，那很多其他健康问题也会得到解决。我来说一些靠近我们身边的问题。

比如前文提到的IGF-1生长因子，它就是与胰岛素同步的。胰岛素水平高，它就变得活跃；而它活跃，会对身体产生一些不好的影响，诱发癌症只是其中一个方面。

胰岛素还会连带影响雄激素。很多患痤疮的人都被医生建议不要吃乳制品，特别是不要喝牛奶，因为牛奶的胰岛素指数很高，而胰岛素水平高会让雄激素加速分泌，导致皮肤出油和痤疮的问题进一步加剧。所以，很多特别严重的痤疮患者，会被建议选择生酮饮食。

高水平的胰岛素还会抑制褪黑素的分泌。褪黑素是让人感到困意、助人入睡的一种激素，褪黑素减少会直接影响睡眠质量。

很多女性在尝试低碳水饮食一段时间后，月经变得更平稳、规律了，痛经和经前综合征也得到了明显改善。这是因为胰岛素水平稳定后，性激素水平也变得更加稳定。激素水平稳定了，情绪就会稳定，而情绪稳定会带来很多保健效果。

最后，推荐大家有时间可以看看《人为什么会生病》这本书，看完之后会更加确信，把饮食里过多的碳水去掉之后，身体的感觉将变好太多。

7.3
尝试做一些改变

基于以上，我觉得大家可以做一些认知上的改变，让自己不因深陷减肥旋涡而对生活痛苦万分。在讲"学会科学地设定减肥目标"的时候，我已经提到了类似的方法，即把对数字的关注转化为对一些生活习惯的改良，而习惯变好、状态变好都是减肥成功的组成部分。所以，与其为了减肥而苦恼，不如从关注身体健康开始。

7.3.1　我们最应该追求的是，吃得好

对健康要求的提升，让我们努力的方向更聚焦了。

一般每次小长假结束，我都会例行给学员出"恢复体重"食谱，有一部分学员反馈说某种食材太贵了，比如特级初榨橄榄油、原切牛排等。

之所以会推荐"贵"的食材，第一是因为，有营养的东西真的是贵；第二是因为，我觉得对健康关注的升级，对个人来说，也是一次消费观的升级。有些人喜欢把钱存起来，然后买一些道具型商品（工具属性并不强），如奢侈品、多到用不完的口红，或者一些使用频率不高的电子设备等；也有些人习惯"快消"，比如买很多

时尚品牌的衣服，但只穿一季就扔掉。

从古至今，好的食材都是贵的，我们之所以误认为食物变便宜了，是因为加工食品的大肆盛行和对动物的集中快速养殖。超市里19.9元一只的烤鸡都上过热搜，这些东西是便宜，但我们实际上并没有从它们那里获得太多营养，反而摄入了过多的添加剂、抗生素、激素等，从而带来了肥胖和健康危机。

民以食为天，所以我们应该吃好的东西，而这也会为以后省下大笔的医疗费用。

观念的转变还能让我们思考问题时变得更加务实，不会再乱买一些虚头巴脑的东西，极简的生活模式也就此开启了。

7.3.2　拓宽审美，加强底层自信

很多人过度焦虑体重，原因之一就是标准太单一，即要变得白且瘦。

我有一个很好的女性朋友，之前我俩跟一众朋友去美国自驾游。一天，她穿了露脐装，她说："我虽然不瘦，但我也要穿露脐装！"她很懂得取悦自己，同时也非常自信。前几年脱口秀还没有那么流行的时候，她就自己写段子，然后去成都的一些小剧场讲开放麦。后来她又成了滑雪达人……感觉她一直走在热爱生活的路上。她虽然不是最瘦的、最漂亮的，但据我所知，她从来不缺乏追求者，毕竟人人都爱有趣的灵魂。

把人生打开，去拥抱生活，让自己越来越有趣，而不是陷入对

自己的PUA，永远都觉得自己"不够好"，瘦一点的自己才值得拥有更好的生活。

说到这儿，我忽然想到了杨天真女士，她分享过一个词叫"底层自信"，就是不要太在意别人的眼光，自己开心是最重要的。杨天真说自己减肥，但不是为了取悦谁，而是因为胖太不健康了。

如果见的世界太小，见过的美太少，那审美标准就会局限而单一。

我在做"暴饮暴食"选题的时候，曾经对100多个有暴食困扰的人做问卷调研，结果显示，在很多人认为人生完美的标准里，瘦占很大的比重。

有句话叫"最难沟通的人，不是没有文化的人，而是被告知了标准答案的人"，我在做减肥咨询中，对这句话的体会太深了。

以一个很刻板的标准为美，是缺乏独立认知或者缺乏底层自信的表现，那样的人只能以别人的标准为标准，或者刻意去迎合别人的标准。我们可以改变，通过阅读等方式增加知识储备，认识更健康的朋友，策划更有意义的旅行，从各个方面去充实自己。等我们的认知范围打开了，我们的审美标准也丰满而立体了。只有认知转变了，才会带动行为上的转变，比如好好吃饭、吃好的饭等。只有行为转变了，身体状况才会发生转变。

7.3.3 和家人共勉，意义非凡

我的小侄子今年7岁了，他已经养成了非常顽固的加工食品口

味。他不喜欢吃家里做的饭菜，就喜欢吃加工糕点、香肠、膨化食品、果冻、饮料等这些口味非常重的东西。

虽然他现在管不住自己，但他至少能听进去我说的话，因为目前他正在建立对世界的认知，不会对已有认知特别固执。有件事我记忆非常深刻，有一次他在超市买了一罐奶茶，配料表上前三位是水、白砂糖、植脂末，他知道植脂末是反式脂肪酸，迟疑了一下他说："我偶尔喝一次，应该不会损害健康吧。"

如果你有小孩，为了让他（她）更好地成长，一定要从小就给他（她）培养良好的饮食习惯，树立要吃好食物的观念，不能只图方便一直给他（她）吃快餐。所以，有更好的健康认知，在成为合格父母的层面，也是一个很好的加分项。

虽然长辈大概很难再根本性地改变饮食结构了，但是下一代还是有机会学习到更好的健康饮食知识的。如果家里有人和你一起执行健康饮食，而你不再是孤身"战斗"，那一定会更加开心吧。

我的很多学员减肥最大的困难就是"戒掉"奶茶、饮料、甜品以及其他加工食品，究其原因，那就是口味从小就被养成了，被重重的加工味驯化了，长大后再想改变就是一件非常难的事了。

7.4
通过正确地吃来改善我们与世界的关系

因为换房子，在新房交房前，我住在姐姐家里。那时候我亲眼看见了全家老老小小追着小朋友喂饭的场景，一到吃饭时间家里就闹翻天，爷爷奶奶整天担心孩子不吃东西会饿坏。后来我咨询一些育儿博主，这种问题怎么解决。一位博主老师说，小朋友学会自主的第一件事就是吃，如果小朋友从小被过度左右吃，比如规定他吃什么，吃多少，不吃完就不能玩耍等，他决定吃的权利被剥夺，那么等上小学后，他多半不会自己学习，不会自己做作业。等上大学没人监管了，就更容易"摆烂"。那是第一次我开始思索，吃作为人最基本的一件事，可能决定了很多问题。

所以后来我一直认为通过减肥这件事，我们慢慢处理好跟自己身体的关系、跟食物的关系后，生活的方方面面都会发生改变。

7.4.1 学会"吃"，让世界对你更好

我有一个学员，她从小被PUA，她的爸爸妈妈永远对她没有要求，说一个女孩子不需要做什么成功的事情，结婚了老公也是这种态度，对她没要求，也不需要她上班赚钱，于是她表现出非常病

态的对饮食的掌控感，吃东西一定要算营养、算热量、看成分表，食物要非常干净，似乎除了饮食管理，她没有别的事情可做，她把所有对世界缺失的掌控感，全部投射到自己身上。

我问她没有什么喜欢做的事情吗？她说以前有，可是后来就没有了，因为她每次想要做点什么，家人就否定她，说她不需要这么累。原生家庭的问题很难解决。

我给她的建议是，从饮食上，先对自己柔软下来，把那些刻度的东西模糊化，比如用一些、一小把、一杯、半拳头等来形容吃的食物，在吃食物的时候去感受自己吃了哪些食物觉得舒服、满足，感受整个进食的过程。当我们和世界闹别扭的时候，最好的解决方案也许就是从饮食上着手。

然后我鼓励她多跟朋友出去享受社交，忘记食物"不干净"，慢慢地把朋友找回来。不管家里人怎么说，去做喜欢的事情，去跟朋友交流。

慢慢地，她的状况有所好转，生活也变得丰富多彩。

其实，我们的生活里不乏这样的女生，外表好，能力也好，会控制吃，也会很规律地运动，但就是给人一种疏离感。

如果你发现自己有这样的问题，不妨把"自律"这件事情放下，饮食上遵从直觉，先在最基础的事情上对自己柔软下来，然后对其他事情的态度温和了，慢慢地就与他人能够建立亲密关系了。

所谓的能减肥的人都是对自己"够狠"的人，这个观点我是不赞同的。

7.4.2　减肥，可以让自己变成情绪掌控能手

减肥的人，一定会面临情绪性进食的难关。而如果通过情绪性进食来认识情绪，那么我们就自然知道了如何跟情绪相处。

吃是一种本能的行为，但它也牵连了很多的情绪。

我看过一本书叫《食物与情绪》，里面写道，根据对很多样本的统计，人焦虑的时候，比较想吃酥脆口感的食物，像饼干、薯片等。压力大的时候，想吃糯糯的食物，比如糯米糕等。长期慢性疲劳，让人很向往重口味的东西。很多人对甜味有某种联想，比如小时候一哭闹家长就给糖吃，所以情绪一不好的时候，就会想吃甜食。食物跟情绪息息相关。

因为对情绪性进食的关注，我开始注意到，很多年轻人极度缺乏处理情绪的能力，而且极度缺乏跟情绪相处的能力。

我简单地分析了一下原因。

第一，我们被剥夺了很多情绪，比如小时候一哭闹，就被家长用一颗糖、一些小零食解决了，后来是给手机或者iPad，所以现在我们遇到有情绪的时候就会觉得很陌生，如芒在背，觉得它应该快快走开。

第二，我们缺失了解决情绪的过程，因为世界太快了。比如很多年前，车也慢，马也慢，一生只够爱一个人，一封信可以等半年，人们要独自消化好多情绪。后来，成都到北京只要3个多小时，上楼可以坐电梯，联系不上对方可以"夺命连环call"，人们越来越不愿意等待。

第三，我们系统学习了忽略情绪的能力，比如从小被食物止哭，比如从网上学会了"情绪性进食"这个词，精致白领们说要对自己好，不高兴的时候就要吃最喜欢的东西、买最贵的包、买一抽屉口红，食欲来了，不需要生火烧水煮面，把半成品放进微波炉"叮"一下就能吃。

在我一对一指导的案例里，有50%是咨询解决进食障碍问题的。

我发现：很多人在情绪来的时候，没有任何办法，他们会说没有能量做其他事情，只能吃。

怎么解决这个问题呢？

后来我在网络上发起了一个行动，比如建立自己的快乐清单，写出那些简单的、让人快乐的、但与吃无关的事情。当你因为情绪想要吃的时候，拿出这个清单，不要评判有没有用，只管闷头做就可以了。

同时我也呼吁大家，要感受情绪是可以流动的，它不一定非得解决。比如你有一个工作无法进行下去时，你好难受，但是突然你抬头看见夕阳西下，树影摇晃，或者看了一个很棒的纪录片，你会发现你的情绪豁然开朗了，你体会到了情绪的流动，那些糟心的事还在，但情绪流动了。

另外，情绪来了的时候，试着跟它相处，就让它在那儿"待着"。情绪来了，想吃一包锅巴，跟自己说等5分钟以后再吃，结果可能还没到5分钟，你就不想吃了。原来，情绪还是挺好相处的。

这部分想说的就是：吃能解决很多问题，但也掩盖了很多问题。我看过一个节目叫《十三邀》，其中一集对话"百草味"的联合创始人，她说零食现在差不多已经变成一种精神慰藉。那是一种不能闲着，无时无刻无法自处的需求。

所以我建议，借由减肥后出现的情绪性进食，我们需要重新审视自己，重新习得掌控自己情绪的能力，不要因为花样百出的零食，不要因为生活的快节奏，而变成"无时无刻无法自处"的人。

7.4.3　从学会吃到学会做

总有人说，低碳水饮食或者生酮饮食会让人爆发式地摄入碳水。但究竟是生酮饮食让人变得暴食，还是在身体没有能力执行生酮饮食的时候，强迫它选择生酮饮食，而最终导致爆发式摄入碳水呢？

前文说过，身体是一个心智成熟的小孩，对待它要像对待孩子一样。他能听得懂你的每一句话，但是不见得会和你讲道理，除非你让他觉得舒服。

如果身体习惯了高碳水饮食，它就喜欢用糖作为能量，这时候强行给它吃油脂，它吃不下，还会恶心。有人听说生酮饮食可以快速减肥，于是一夜之间就把饮食习惯改成生酮饮食，而忽略了身体的感受，所以身体才会有报复性的爆发行为。用弗洛伊德的观点说就是，这种人太自我了，让身体这个本我非常不舒服，于是身体选择报复。

而本我和自我的冲突可能会导致精神疾病。进食障碍作为一种常见的精神疾病，其原因就是患者主观上太过自我，完全不顾本我、不顾身体，最终导致本我崛起并开始疯狂地反抗自我。

所以，如果想执行生酮饮食，一定要注意科学操作，可以选择逐渐降低摄入碳水的方法，而不要直接全部戒掉身体熟悉的碳水。

7.4.4　研究吃的过程，让自己拥有独立的思考能力

我从事自媒体最大的感受就是，在信息大爆炸的时代很难找到"真理"。

我会收到各种各样的质疑，有博主怼我，也有学员跟我说某人又讲了与我不一样的东西让他感到很迷茫，不知道信谁……

事实上，世界上很多事并没有唯一的标准。

比如高纤维食物一直被健康界所推崇，但是高纤维食物真的就绝对好吗？有不少人吃了高纤维食物后会胀气，甚至有便秘的表现。后来通过学习，我知道了有很多人膳食纤维不耐受，反而需要少摄入膳食纤维，才不会便秘，肠胃才舒服。

我去做过基因检测，结果显示我节食减肥会比运动减肥效果更好，但这能证明关于运动减肥的说法都是伪科学吗？

我研究饮食多年获得的最大感受就是：我的身体状态慢慢变好了，因为我逐渐在发现关于我的真相。我发现花生吃多了，我的颈椎会不舒服，后来我就少吃花生。有的人说吃牛油果、西蓝花会胀气，但我发现我并没有这种反应。

所以，关注自己的身体对食物的反应，就会获得自己的健康饮食真相，而不是盲目地笃信一个标准答案。世界上最难沟通的不是没有文化的人，而是被灌输了"标准答案"的人。

>> 第8章

减肥疑难解答

本书有一个很明显的逻辑，第1~3章讲认知层面的问题，第4~6章讲减肥执行层面的问题，第7章普及健康观念，那最后一章，我就针对平时学员提问频率最高的问题来写个参考答案吧，希望能够给需要的人一些参考。

8.1
减肥可以不饿不吃（饿了才吃）吗

很多人会纠结，减肥吃饭应该规律，也就是三餐要定点吃，但是有时候自己又真的不饿。首先我们要明确，三餐是一个"营销概念"，它造就了巨大的经济效应。

但规律吃饭，同时又是对"零食文化"的反抗，因为现在零食太多了，24小时便利店、外卖非常发达，造成人们产生很多非必要性进食。

如果你每天总是在吃，吃很多零食，饮食很不规律，饮食习惯特别不好，那么三餐定点吃，是你减肥的第一步。在庞大的零食帝国里，隐藏着过多的糖、淀粉和造成炎症的物质。

吃得多错得多，比如现在零食行业都在内卷"健康""低卡"，这些零食疯狂助推"热量为王"的理念，使很多人慢慢形成了一想到食物首先就想到热量的焦虑情绪。

某全球知名品牌的巧克力饼干制造商，最近新推出了新款产品，淀粉还是淀粉，但糖变成了代糖，于是它高举"减肥饼干"的大旗肆意宣传。在零食行业一边鼓励大家吃零食，一边强调大家要减肥，一边暗示减肥不要摄入糖，一边推出的产品中又隐藏了淀粉这种糖。

所以，如果你的饮食很混乱，你应该先选择定点吃饭，这样你就减少了吃零食的机会，于是胰岛素的平静期增加了，那么你的燃脂期就更长了。

而饿了才吃、不饿不吃则是一种生物本能。在自然界里，只有人类才定时定点吃饭。所以，放在现在的饮食大环境中，我更推荐大家首选定点吃饭。

当你能够非常规律地进食了，并且没有饮食焦虑，没有进食障碍或暴食等问题了，你就可以慢慢过渡到饿了才吃、不饿不吃的阶段。这种状态能够更好地保持身体代谢的灵活性，更利于减肥。

8.2
吃不够基础代谢就饱了，需要硬吃吗

这种状况我建议先观察身体反应，如果情绪稳定，精神状态好，工作、学习效率没问题，没有出现食欲不稳定的状况，那就没必要逼自己硬吃。

但如果觉得自己食量偏小，还觉得身体不舒服，而且这种状态已经持续了一段时间，那就应该去看一下医生了。

如果食欲本身是稳定的，知道饱也知道饿，并且身体的其他方面都正常，那不饿不吃对基础代谢是不会有影响的。如果摄入的能量不足，健康的身体就会启动脂肪分解模式，而不会直接关闭某些功能，所以基础代谢是不会受损的。

8.3
如何解决减肥便秘的问题

便秘说到底是一个生活方式类问题，生活方式类问题包括：肥胖、痛经、月经不准、脱发等，解决这类问题一定需要调节整体的生活方式。

先回答一个大家关心的问题"便秘对于减肥的影响有多大"。我个人认为，便秘对减肥没有必然影响，毕竟有很多瘦子也有长期便秘的困扰。

发生便秘通常有以下几个主要原因：气血不足、习惯性便秘、油脂摄入不足、水分和膳食纤维摄入不足、肠道菌群紊乱等。

1. 气血不足

这是很常见但又很容易被忽略的发生便秘的原因。不正当的减肥方式比如节食导致营养不良，从而导致气血不足，气血不足会引起胃肠蠕动变慢，表现出来就是身体明明有便意，但排便的时候却感觉使不上劲儿，排便量也不多，觉得没排完但就是排不出来，而且排出来的大便也不干燥。

有些人吃完东西，小肚子就鼓起来了，这可能是因为气血不足，中气下陷，有些器官往下坠，导致肚子凸出。

对于这种状况，我建议直接补气血，看中医就是最稳妥的办法。如果不想看中医，服用西洋参一类的产品也可以，每天嚼服6~8片。

2. 习惯性便秘

习惯性便秘是便秘界的一大隐形杀手，很多人服了用各种促排便产品都不见效。

事实上，习惯性便秘大多是由不好的生活习惯引起的，比如曾经有便意时，因为赶路、开车、上课、开会等各种不方便而主观上故意憋回去，或者曾经每天都在早上7点前后排便，但有一段时间生活作息打乱了，早上7点还没起床，便意来的时候也不去执行，等等，长此以往，身体就不再发出排便信号了。

当身体基于健康而发出某种信号时，我们一定要有反应，如果信号老是被拒绝，那身体可能就选择不再发信号了。这也是很多人明明吃得不少，却总是没有便意，吃了各种促排便产品也没用的原因。

这一类的便秘只能通过人为训练来解决，比如每天选择固定的时间段，不管有没有便意都去蹲马

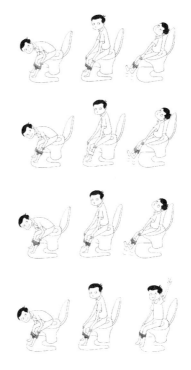

桶，还可以做马桶秋千练习。

3. 油脂摄入不足

很多人减肥会选择低脂肪饮食，但如果油脂摄入不足，就可能会导致便秘。如果你属于这种情况，那就多摄入油脂，建议早上空腹服用1~2勺橄榄油或椰子油，它们都有通便润肠的作用，而且不会带来长胖的负担。

4. 水分和膳食纤维摄入不足

如果大家以为解决缺水型便秘只要多喝水就可以了，那就大错特错了。因为大便之所以能保有水分，是基于大便混合膳食纤维后，膳食纤维吸水，使大便成形的同时还保证其拥有水分。

大部分膳食纤维还能起到益生菌的作用，让肠道菌群变得更健康，同时促进肠道蠕动，帮助排便。但并不是所有人都适合摄入膳食纤维，因为有些敏感体质的人摄入膳食纤维后会出现胀气、肠鸣、腹痛等。对于这类人，我建议饮食尽量避开膳食纤维。

我认为，只要提到减肥或健康饮食，就一味提倡多摄入膳食纤维是目前健康饮食界的一大误区，因为没有哪一种食物会适合所有人。

5. 肠道菌群紊乱

不良的饮食习惯，比如酷爱甜食或者曾经滥用抗生素等，会造成肠道菌群紊乱，也会引发便秘或者腹泻。如果无法准确判断自己的便秘源于哪种原因，可以先试用益生菌，看能否解决问题。

8.4
减肥期间脱发怎么办

脱发是减肥里的老大难，这依然是生活方式类的问题。但基于前面的知识铺垫，这里解释起来也不会太复杂。

减肥造成脱发只有两个原因：一是营养不良，二是内分泌紊乱。

1. 营养不良

通过节食来减肥，很可能会造成身体整体性的营养不良，头皮毛囊自然也逃不过。要解决这一类脱发，就需要多摄入热量，让身体整体营养充沛，毛囊自然也能恢复健康。

那如何针对性地给毛囊补充营养呢？可以尝试补充复合维生素B，特别是维生素B_7、B_6和烟酸等，因为维生素B与人体的代谢及毛发生长等有重要的关系。如果维生素B补充不足，就会导致蛋白代谢异常或蛋白质吸收不充分，而蛋白质对长头发有非常重要的意义。

也可以适量补充维生素D，同时多晒太阳。还有一些微量元素，如铬、锰等，都对头发生长比较重要。如果各种营养跟上了，身体长胖了，可发量却依然没有恢复该怎么办呢？可以从补肾疏肝的角度来考量。

发为血之余，血从哪里来呢？肾藏精，肝藏血，精血不足，黑发不生，所以头发问题，可以通过补肝肾来解决。肝肾好，气血足。气血足，推动循环，比如推动气血到达头顶、手脚、子宫，所以气血好的女生月经好、头发好，手脚也不会冰凉。而西医称手脚冰凉或者脱发问题为末梢循环不好，其实和中医是一个意思。

在我的直播间里持续售卖一个生发产品超过两年时间了，反馈很好，是纯中药配方，其配方就是以补肝肾为基础的。

多吃黑芝麻等黑色食物，头发就会长得好，因为黑色食物入肾。入肾的食物有：黑芝麻、木耳、桑葚、黑豆，还有泥鳅、黄鳝、生蚝等。

绿色的食物入肝，对肝好的食物有：各种绿色蔬菜，特别是十字花科类的蔬菜。

而对肝肾最好的保养方式是，多睡觉。

肝为解毒器官，肾为排毒器官，所以少摄入毒素对补肾益肝很重要。如果平时少吃加工食品，多吃天然的有机食物，肝肾的压力就会少很多。

除了补肝肾，还可以通过外力刺激毛囊来增加发量。比如使用外用药，如米诺地尔，在医院或普通药房都能买到。但建议先从浓度较低的产品开始使用，慢慢建立耐受力。在这个过程中可能会出现一些不良反应，比如局部发痒、头皮屑增多等，这都是正常现象。

2. 内分泌紊乱

减肥会带来身体压力，不管是运动减肥还是节食减肥，或者只是突然改变饮食习惯，降低碳水摄入，都会让身体感到不安全，产生压力，再结合其他的压力，身体就开始分泌皮质醇了。

如果皮质醇在体内持续保持在高位，就可能会直接堵塞毛囊，还可能导致以下丘脑为核心的内分泌系统发生紊乱，而下丘脑连接的相关激素和自主神经也会发生紊乱，直接导致脱发。

如果是突然转变饮食结构而导致的脱发，那可以尝试先不去管它，等身体习惯了新的饮食结构之后，内分泌恢复正常，身体压力感消失，头发自然又会重新开始生长。需要注意的是，一定要保证热量充足、营养均衡的饮食结构。

如果曾经因为节食和高强度运动而导致脱发，后来生活方式改变了，却依然还在脱发，那可以尝试服用一些减压的营养素，如和情绪相关的益生菌、南非醉茄、GABA、镁、色氨酸等。

脱发和便秘都属于一果多因的问题。一种身体表现可能是由多种不同的原因共同引发的，所以一定要结合实际情况，具体分析之后再对症下药，这样问题才能顺利解决。

8.5

减肥必须多喝水吗

首先，减肥多喝水不是一个"政治正确"的问题，没有必然强联系。

大多数人是适合多喝水的，但是脾胃虚寒的人，由于运化功能较弱，所以不适合多喝水，多喝水只会造成身体负担，会发生水肿、肠胃不适等。

我们经常说"减肥需要多喝水"，是因为喝水可以促进新陈代谢。什么意思呢？在整个燃脂的过程中，脂肪先分解为甘油和脂肪酸，然后进入循环，运输到燃烧场所。而如果血液过于黏稠，那么运输就会不畅。多喝水能够降低血液的黏稠度。推荐减肥多喝水的原因就在这儿。

每天饮水2000mL只是一个平均的参考值，如果身体能够负担，那就没问题。至于传言中说的在不同时间段喝水会有不同神奇的功效，我个人则持保留意见。

特别是红豆薏仁水，身体寒凉之人要慎喝。如果体寒，又想利尿排水，那就先把薏仁炒一下，去掉它的寒性。有的人喝红豆薏仁水出现腹泻的问题，就是因为身体太寒了。

对于想减肥的人，我推荐可以喝以下几种水：

- 白水。
- 柠檬水和苹果醋水。这两种水都含有有机酸，它可以在血糖不稳定的时候起到稳定血糖的作用，还可以在一定程度上抑制碳水的吸收。
- 电解质水。对于采用低碳水饮食或者轻断食的人来说，适量补充电解质可以让身体的电解质趋于平衡，这样会降低很多不适感，也能缓解断食后复食时发生的不良反应。
- 茶饮。茶叶里含有茶氨酸，可以帮助身体调节皮质醇水平。同时，茶叶里的多糖物质也可以帮身体代谢糖分。在各种茶叶中，我更推荐黑茶和普洱茶，因为黑茶有清理肠道的作用，而普洱茶代谢糖的能力要明显强于其他茶饮。
- 咖啡。咖啡是很好的减肥饮品，因为咖啡因可以促进血液循环，消除水肿，咖啡里的绿原酸也是有机酸，可以阻断部分碳水，稳定血糖，帮助通便。

最后提一点，有便秘问题及胃肠蠕动无力问题的人，最好不要喝冷水。

8.6
减肥饮食对调料有要求吗

如果家里做菜习惯勾芡，那可以选择土豆淀粉，因为土豆淀粉里含有较高的抗性淀粉，对血糖影响较小。

如果烹饪时想用甜味提鲜，那可以把白砂糖换成代糖。

酱油、醋等常见的调料，可能会有一些碳水，但是由于用量特别少，所以没有必要为此焦虑。

味精、鸡精等调料，有一些研究会说，味精会升高胰岛素，所以尽量少吃为好。但我认为，味精本身的用量也不大（很多加工食品可能用得更多），自己使用时酌情添加即可，也不用过度焦虑。

厨房常用的香料，比如肉桂、姜黄的刺激性味道，其实都来源于植化素，其本质是多酚物质，可以抗氧化、降低身体炎症，有益健康。肉桂可以打成粉，加在日常的饮料里，比如肉桂咖啡，或者直接将肉桂粉加在菜里。姜黄除了可以降低身体炎症，还有保护肝脏的作用，可以用姜黄来烹饪咖喱类的食物，或者炒菜时用来调色提鲜。辣椒素可以促进身体循环，利于减肥，所以有吃辣习惯的朋友可以放心吃辣椒。其他的香料，比如紫苏、迷迭香、茴香等，都可以在厨房常备。

另外，家里可以常备一些泡菜，特别是酸菜，因为泡菜富含膳食纤维，又能代谢果糖，还可以给肠道补充乳酸菌。用泡菜炒菜特别好吃，又健康。

　　最后提醒大家，市场上的各式各样的调味酱料，使用前看看配料表，添加剂过多、糖过多、味精过多的产品，建议不选择。

8.7
如何选择食用油脂

对于传统的中国家庭，我最推荐自己熬制猪油。因为猪油性质结构稳定，高温烹饪很安全，而且猪油已经被研究证明对身体无害。英国BBC在2018年发布的一个针对超过1000种食物的研究报告，其中猪油位列健康营养食物总榜第8名。而在中国的传统医学记录里，也没有提到猪油有任何健康隐患。

有烘焙喜好的家庭可以多使用椰子油，它是植物油里性质最稳定、含饱和脂肪酸较高的健康油脂，而且有很好闻的香味。

橄榄油也是非常好的选择，如果平常喜欢吃凉拌菜或者沙拉，那搭配橄榄油会非常美味。而且，近些年有越来越多的研究表明，橄榄油可以耐高温。挑选橄榄油时，应尽量选择特级初榨（物理压榨）的，一般包装上都会明确标注工艺。另外，橄榄油在提高身体胰岛素敏感度、降低身体炎症、维护肠胃健康、抗氧化、降低胆固醇等方面都有正向效果。

如果特别喜欢种子油，可以选择物理压榨的，但尽量不要高温烹饪使用，大部分种子油，烟点都不高于200℃，尽量用于凉拌或者低温烹饪。

如果对油脂有所困惑，我建议可以看一看《吃"肥"见瘦》这本书。虽然油脂里的确含有一些维生素、矿物质等营养素，但身体并不是通过摄入油脂来补充这些营养素的。

8.8
减肥可以吃代餐吗

代餐指在人们没有时间自己做饭、不能好好吃饭时用来"江湖"救急的产品。如果要减肥，决不能用代餐替代正餐，来追求减肥的效果。

代餐从西方国家兴起，慢慢传入中国。

正规的代餐品牌都有专业的配方研究团队，会在蛋白质、膳食纤维、脂肪及各种综合营养素方面加以考量，所以正规的代餐产品可以提供丰富的营养、充足的膳食纤维和蛋白质，但大部分代餐产品因强调低热量的概念，所以脂肪含量比较低。

通过前面几章的学习，相信大家已经对代餐的营养和热量有了充分的认识，比起没有时间自己做饭，无法好好吃饭的时候去吃蛋糕、面包、饼干、薯片等零食，代餐还是相对较好的选择。

此外，代餐通常呈粉状、糊状或者其他加工食品状，由于不是原型食物，所以人们在咀嚼和消化代餐的过程中，很难从中获得充足的满足感。

不可否认，现在很多代餐产品为了追求良好的口感，会使用一些食品添加剂，包括香味剂等。但这种产品吃多了，会让我们对原型食物的美味的感受力变弱，进而难以养成多吃优质原型食物的习惯。

所以，我不推荐纯粹用代餐来减肥，但它确实可以在我们无法好好吃饭的时候，快速提供足够的营养，偶尔用之是没有问题的。

8.9
欺骗餐可以减肥吗，如何科学地吃欺骗餐

我个人认为欺骗餐对于减肥而言并不是必要的。

欺骗餐是指，当减肥进入停滞期后，采用相对丰盛的饮食来欺骗身体，让身体觉得现在过得很好，从而提高代谢，实现体重下降的方法。

安排欺骗餐的前提是，日常饮食是科学的，不能处于疯狂节食的状态。比如，有的人习惯采用饮食配合健身来减肥，从周一到周六都会采用低脂、低碳水、高蛋白，但营养相对比较丰富的饮食，在这样的前提下，如果周日选择放纵一下，那么身体就会觉得很舒服。但如果从周一到周六一直饿肚子、搞节食，等到周日再毫无节制地大吃一顿，那可就大错特错了。

欺骗餐只是一种饮食策略，它并不是用来放纵或者奖励自己的手段，它有助于更好地减肥，让人在吃东西的时候不会有管不住或停不下来的感觉。

在执行欺骗餐之前，可以先吃一些辅助食品，比如清早喝一些柠檬水或者苹果醋水，用有机酸来稳定晨间血糖。如果可以，把两者作为一天的"饮料"，还能起到阻止吸收一部分碳水的作用。肉桂粉是很好的稳定血糖、情绪和食欲的调料，所以，也可以喝一杯

肉桂咖啡。为了防止在欺骗餐上因糖或者盐摄入过多而造成水肿，要适量补充电解质。

在正式执行欺骗餐的时候，可以用蔬菜（膳食纤维类）作为开始，然后吃一些简单的蛋白质类食物，像碳水类和脂肪类食物要放在中后段吃，并且最好分开吃。

在欺骗餐的最后，吃一些绿色蔬菜，为身体补充钾和膳食纤维，温和地把血糖拉低到平稳状态，这样可以避免产生虚假的饥饿感，不会让人继续想大吃大喝。

重申一下我的观点，欺骗餐并不是必须有的，它仅仅是我们减肥饮食的一个节奏策略而已。而且，欺骗餐后可能会发生体重增加的情况。

8.10
减肥时发生低血糖怎么办

很多人在减肥过程中有一个很具体的问题，断食时拉长空腹期或执行减碳水时可能遭遇低血糖。如果低血糖不及时调整，就会出现手抖、眩晕、疲倦，严重的时候会伤及大脑，甚至出现生命危险。

如果通过摄入糖来稳定血糖，那么就会打断胰岛素平静期，升高胰岛素水平，使身体切换到用糖供能，而不是燃脂状态，这给减肥带来莫大的阻力。

对于大部分有低血糖困扰的人，医生都会建议在低血糖发作的时候吃点糖，似乎现在的医院只能医治高血糖，却没有办法解决低血糖的问题。

低血糖真的是因为糖吃少了吗？

先给大家科普一个基础知识：人体是有能力保持自身血糖稳定的。在发生低血糖又无法马上补充到糖的情况下，它会把体内的非糖物质，如脂肪酸、游离蛋白质、氨基酸等转化为糖，以维持血糖的稳定，这个过程叫作糖异生。

所以，解决低血糖的方向很明确，我们只需要去恢复身体糖异生的能力，并且保证糖异生的原料充足即可。

而为什么我们会慢慢出现低血糖，身体无法自己调控血糖呢？

第一个原因：糖摄入太多。高碳水饮食使身体不需要启动自己平衡血糖的机制，用进废退，长此以往身体也就懒得启动了。

第二个原因：血糖波动太大，身体来不及反应。比如吃一碗糙米饭，血糖的升降是一个缓和的曲线，但如果喝一碗粥，那么血糖很快会飚到非常高，然后由于胰岛素大量分泌，血糖再骤降，且速度非常快，甚至跌落到更低水平，这样的变化使身体根本来不及反应。

第三个原因：病理或者营养层面的问题。比如，平衡血糖的器官是肝脏，如果有的人长期熬夜，使肝脏过于疲劳，甚至发生病变。或者有的人长期营养不良，稳定血糖需要把脂肪酸或者蛋白质转化为葡萄糖，而体内没有足够的营养可供转化。

所以，如果想逆转低血糖，具体做法如下：

- 一日三餐不加餐。防止两餐之间发生低血糖的做法是，把每一餐的碳水都换成慢碳水。这样，血糖升高和下降都会变慢。如果摄入快碳水，胰岛素一旦用力过猛，血糖就容易降得过低。所以，要尽量减少对胰岛素的猛烈刺激，强制让胰岛素稳定一段时间，如3～4周之后，低血糖就会慢慢改善，这也是低碳水饮食或生酮饮食会改善低血糖的原因。
- 补足糖异生的原料，不能节食，蛋白质和脂肪都要保证摄入。
- 护肝脏。肝脏是执行糖异生的主要器官。经常熬夜、喝酒，长时间焦虑、暴躁，或者爱吃各种加工食品，都会导致肝脏负担过重，影响肝脏功能。所以，通过服用护肝片或采取一些其他护肝措施，比如少吃加工食品、按时睡觉等，保证肝脏功能正常。

简单来说，只要试着把饮食里的快碳水换成慢碳水，并坚持两餐之间不加餐，那低血糖的问题就能快速得到改善。如果吃粗粮（慢碳水）会胀气，那么建议把碳水后置，尽量让血糖稳定，或者减少碳水摄入。

8.11
胃是被撑大的吗，能饿小吗

客观地讲，人的胃不太会被撑大，也不太会被饿小，有些人之所以感觉胃被撑大或饿小了，不过是因为身体的舒适区发生了变化而已。适当地、科学地"饿"，可以把我们的胃口变小。

一般来说，胃容量达到1200～1500mL，就趋于饱和了，属于吃撑的状态。胃底部有一个信号器，它会在胃容量达到800～1000mL的时候发出信号提醒人吃饱了。而如果长期吃太快、吃太多，信号器的敏感度就会降低，只会在吃更多的时候才发出吃饱的信号，而胃的张力很强，所以就会出现很多人觉得自己的胃越撑越大的情况。而如果长期把食量控制到正常水平，信号器就又会重新恢复敏感度，这也就是人们觉得饿着饿着又把胃饿小了的原因。

所以，"把胃饿小"，就需要找准自己的科学食量，具体做法可以参考第3章的内容。最简单的建议就是，每餐吃3拳头左右的食物，持续一段时间就可以把胃调回标准水平。

还有一个可能是，由于某些原因导致自己误以为吃撑的那个感觉才是饱，比如一直压抑食欲造成对食物没有安全感，所以老觉得吃撑才是舒服的，才有安全感，或者从小被长辈规定了一个过多的食量，一直以为吃撑才是对的，并且把这个感觉视为舒适区，久而久之，这些人就觉得吃撑才是吃饱，因此觉得胃变大了。针对这些情况，可以通过持续地保持科学食量，把舒适区调整回来。

再拓展一个问题：是不是饿自己两顿，肠胃的吸收率就会变高呢？答案是否定的。很多人以为早餐没吃，肠胃一定就会从午餐中疯狂地吸收营养，这其实是一种误解。

8.12
吃酵素减肥是交"智商税"吗

提到酵素，在大部分人脑海里都会浮现两个关键词——减肥和通便，可能还会伴随一些恐慌，因为看到了那个吃酵素导致黑肠病的热搜。

那么我们这里所说的酵素偏向于市面上的酵素类产品以及复合配方产品，因为减肥者吃酵素真的太常见了。

之前讲碳水阻断剂时，我曾介绍过白芸豆提取物能够抑制 α 淀粉酶的活性，α 淀粉酶是促进并催化淀粉分解为葡萄糖的物质，如果它的活性受到限制，淀粉就消化不充分，从而产生稳定血糖的效果。人体内有很多像 α 淀粉酶一样的消化酶。酵素指的就是酶，酶就是反应催化剂，是帮助食物消化和分解的成分的总称。

从消化的角度上讲，酵素通便是说得通的。木瓜蛋白酶和菠萝蛋白酶等已经被证明可以帮助排便，所以消化不好的人服用一些植物酵素是可以的。

关于减肥，我曾专门研究过某品牌黄金酵素的配料表。其中包含上百种植物酵素，这些成分确实有助于消化，但对于减肥而言，主打的卖点不是这些植物酵素，而是类似于五层龙提取物、匙羹藤、栗子涩皮、桑叶提取物等，这些成分的主要功效是抑制食欲、抑制油脂和糖的吸收率，多多少少对体重管理有帮助。很多以"酵素"自称的产品，里面会添加这些成分，如果这些成分也算酵素的话，那可以说酵素对减肥有用。

一些酵素还会添加乳酸菌或其他益生菌，帮助排便或者调节肠道菌群，这也算可以间接减肥吧。

回过头看，吃酵素减肥是不是交"智商税"，主要还是要看里面的成分是否对症。有些酵素，一吃就拉，通便效果极佳，但我认为大家选择这些产品时要多加考虑，因为普通的酵素并不具备类似的"排泄"功效，还是买正规品牌为好。

8.13
减肥期间一点酒都不能喝吗

对于肝脏来说，酒精就是一种纯毒素。一旦人体内出现酒精，肝脏就需要来解酒，说严重点就是解毒。

一般来讲，如果身体需要解酒，肝脏就会暂时停下很多其他的工作，优先来帮身体解酒，解酒结束后，再重新启动其他功能，如代谢脂肪、产生酮体等。所以在执行生酮饮食过程中，如果饮酒了，就要暂停生酮饮食一段时间。但不论是采用哪一种减肥方法，肝脏都是参与减肥的重要器官，所以，尽量让肝脏保持轻松，对减肥会很有帮助。

而近些年关于生酮的新研究又指出，烈酒（比如马爹利、X.O、五粮液、茅台等）或少量的葡萄酒是不会影响生酮状态的。但日常饮用的酒精度数不高的酒，比如啤酒，其碳水含量高，所以会中止燃脂模式，让人退出生酮状态。

如果日常生活中不得不经常接触酒精类产品，那么我建议，可以适当服用一些以水飞蓟、葛根、山药、蒲公英、姜黄等成分组成的护肝片，或在酒前酒后补充维生素C来帮助肝脏代谢酒精。

8.14
减肥期间豆制品应该怎么选

　　豆腐、豆皮、素鸡、传统无糖豆浆、豆花等都是低碳水的。发酵豆制品，如纳豆、豆豉、腐乳等可以放心吃，且对身体好。豆腐皮、腐竹属于中等碳水，建议适量吃。有消化性溃疡、胃炎或肾脏疾病的人应尽量少吃豆制品。

　　当然，豆制品也会有一些负面作用。豆制品含有植酸，特别是大豆类产品，会影响维生素、钙和矿物质的吸收。另外，很多人吃豆类或豆制品后容易腹胀，也是因为其中含有胀气因子。但如果烹饪熟了，这些胀气因子和植酸等会被破坏掉一些，所以尽量吃熟的豆类或豆制品。

　　总之，不要因为豆制品可以补充蛋白质就一味多吃，瘦肉和鸡蛋也可以用来补充蛋白质，豆制品适量吃即可。

8.15
行之有效的消肿方法是什么

如果身体很多部位经常肿，用过各种方法都不奏效，精神状态不怎么好，吃很少还是胖，脸色也不怎么好，那我建议你先去医院查一下有没有甲减。

至于其他原因造成的水肿，要具体问题具体分析。

* 盐水肿

盐分摄入过多，体内钠含量过高，身体就会储水，可能出现水肿。在这种情况下，可以通过补钾来消肿。钾有平衡血压、维护代谢的作用，只要摄入钾，钠就会被置换出来，从而将水分排出体外。人体每天需要3500～4500mg钾。钾含量丰富的食物有牛油果、香蕉、柑橘类水果、菠菜、椰子水、杏仁及各种绿叶菜等。

但如果大量吃水果，也会有糖水肿的负担，因为身体储存1g糖需要约3g水，所以体内有多余的糖也会导致水分滞留。对于糖吃太多导致的水肿，可以通过拉长空腹期，持续稳定胰岛素一段时间，等糖代谢了，水肿也就消了。

* 皮质醇型水肿

如果身体压力大，皮质醇水平上升，身体就会开启储存模式，当然也会储水。所以，睡觉好，情绪好，由于压力造成的水肿就会缓解。

雌激素水平下降，身体也会储水，所以月经前和月经期间是不太容易掉体重的，反而体重会莫名升高。等月经周期结束后，雌激素水平回升时水肿会消失。

- 炎症水肿

如果身体有一些大大小小的炎症，也会容易储水。比如炎症会引发胰岛素抵抗，胰岛素抵抗可能会引发水肿，炎症还会带来身体压力，压力也会造成水肿。

要避免炎症水肿，我建议大家多摄入优质脂肪，尽量避免反式脂肪酸，适量补充益生菌和 ω-3 脂肪酸。另外，薄荷、柠檬、绿茶等也有助于消除炎症。

- 运动过量的水肿

有些人之所以运动后体重会快速上升，是因为乳酸堆积，造成身体水肿。所以运动过量后，肌肉酸痛、体重增加并不需要过度担心。

- 营养不良型水肿

如果采用节食的方式进行体重管理，那到达一定阶段时，身体就会开启储水模式。也就是从这个时候开始，通过控制热量摄入来减肥的效果就不再明显了。

此外，一些素食主义者，或者想快速减肥而天天吃沙拉的人，当蛋白质和脂肪都摄入不足时，身体就会发生水肿。如果你笃信控制饮食能减肥，那也要确保每天至少摄入60g蛋白质。

从中医的角度说，容易水肿的人一定不能贪恋冷饮。因为冷饮会进一步加剧脾胃不和、消化不良，水分也就更容易堆积在体内无法排出了。通过泡脚或中药食疗来健脾祛湿，可以对这方面问题引发的水肿起到缓解作用。

咖啡、茶等富含咖啡因、有助于加快代谢的饮品也可以促进排水。除此之外，通过按摩促进血液循环来消除水肿，或冰敷收敛，效果也不错，尤其是对脸部。

总体来说，正常的人体含水量是在一个区间内变化的，水肿也是生活方式类问题，压力水平、饮食状况、激素周期变化等都会对其产生影响。

8.16
真的有"减肥抗体"吗

网上传言，吃减肥药会导致产生"减肥抗体"，多次节食减肥也会使身体产生"减肥抗体"，一旦产生"减肥抗体"，以后再想减肥就会很难，必须先排抗体。有人说喝醋能排抗体。

据我所知，所有声称体内有"减肥抗体"的人，都说不清楚抗体到底是什么，也没有医生能给出标准答案，所以我只能根据自己所掌握的知识来做一些分析。

我认为，减肥药和反复节食所造成的减肥困难，都逃不脱一个原因，即指向分解脂肪的激素懈怠了，而不是因为体内产生了所谓的"减肥抗体"。怎么理解激素懈怠呢？例如，在胰岛素低位、生长激素高位的时候，两种激素共同作用，会刺激脂肪分解和肌肉合成。但是如果吃了减肥药，身体受到外力干预，激素腺体就会觉得它可以暂时休息一下，进而发展成我们常说的用进废退。有的人依赖褪黑素，就是因为越吃褪黑素补剂，自身就可能越不分泌褪黑素。

又如，反复节食会让身体启动保护机制，若身体长期感觉营养摄入不足，还会开启储存模式，储存一些脂肪以防突然"断粮"无能量可用。

有一个很著名的实验，对节食者进行长期观察。他们节食12

周后，平均每人体重下降13斤左右，但是他们体内的饥饿素水平变得异常高，他们会觉得超级饿；而在结束节食1年后，他们体内的饥饿素水平仍是偏高的。所以，节食减肥导致食欲的不稳定，是很久都无法恢复过来的，身体内的激素水平长时间都是紊乱的。

再如，一些减肥药会通过刺激胃部甚至中枢神经，来降低食欲，于是人体掌管饱腹感的激素——瘦素就开始懈怠。减肥药一停，食欲马上暴增，这不是意志力的问题，而是身体里的瘦素已经失衡，或者分泌得少甚至不分泌了。

此外，减肥药还会刺激肠胃排泄，一旦停药，就会发生便秘。

以上就是大家口中的"减肥抗体"。如果以排抗体为主要卖点的产品能够提升生长激素、胰岛素、瘦素、肾上腺素、甲状腺激素等影响胖瘦的激素的活跃度，那么这个产品就是有效的。而喝醋能排抗体这种说法，也是源于醋有稳定血糖和修复胰岛素敏感度的作用。

至于如何排抗体，我建议大家可以尝试以下两个方法。

- **胰岛素敏感度训练法**

生酮饮食＋轻断食，可以提高身体对胰岛素的敏感度，从而更容易开启脂肪分解模式。

- **瘦素训练法**

首先，戒断水果一段时间，因为果糖摄入过多会抑制瘦素。同时，因为控糖，胰岛素敏感度得到了改善，那身体对瘦素的敏感度也会提升。

其次，规律饮食。如果胃长期空着，身体就会分泌饥饿素，瘦素分泌受到抑制。

最后，减肥。瘦素是脂肪细胞分泌的，如果体脂率过高，身体分泌过多的瘦素，就会发生瘦素抵抗，原理跟胰岛素抵抗一样。所以减肥，使脂肪率下降，进而瘦素水平正常，那身体对瘦素的敏感度就会恢复。

从以上几个层面努力修复，所谓的"减肥抗体"也就排完了。

8.17
胀气应该如何解决

我做过一个选题调查——你最想了解的问题是什么？胀气排第一名，甚至超过了减肥。特别多的人存在胀气问题。

如果胀气严重，我建议不管怎么样，先试试一个星期不吃纤维类食物，包括菊粉，以及奇亚籽、鹰嘴豆、各种粗粮，和那些富含膳食纤维的减肥饼干、全麦面包等。这一点特别针对减肥人群。

每个人对膳食纤维的耐受能力是不一样的，但各种减肥健身的爆款帖子却"一视同仁"地建议多吃富含膳食纤维的食物。但这一点我并不认同。很多学员向我咨询胀气的问题，他们在我的建议下停掉这类食物后，胀气问题得到了很大的改善。

至于其他原因引发的胀气，也有不同的应对方式。

首先，如果小时候缺乏母乳喂养，喝牛奶比较多，喜欢吃甜食，在成长过程中使用抗生素也比较多，那么就会容易胀气和便秘，或者肠鸣很严重。对于这种情况，我建议尝试服用一些益生菌，不要吃大蒜、苹果、洋葱、腰果、杏仁等容易引发胀气的东西，把奶制品换成植物奶，同时注意不要摄入乳糖。

这样做的理论基础来自低漫发饮食，主要就是限制果糖、乳糖、果聚糖、半乳糖、多元醇的摄入。容易胀气的女生，如果尝试不吃高糖水果和蜂蜜，那人生将可能会进入崭新的阶段。

其次，因气血不足导致胃肠蠕动慢、蠕动无力，使食物在肠胃中停留时间过长，产生过多气体，从而引发胀气。这种情况可以请医生开一些补气益血的方子进行调理。气血足了，胃肠更有动力了，消化能力就会变好，自然也就不会胀气了。

最后，一些非肠胃疾病如胆囊炎、胆结石、胰腺炎等，也会引发胀气，还有生理期胀气，大家对这些无须太过纠结，病好了或生理期结束了，胀气自然就消失了。

对于胀气，尽量不要吃凉的甚至冰的食物，因为生冷会让胃肠蠕动变慢，还会伤及脾胃，脾胃不好，气血也会不好。试着少嚼口香糖，喝东西尽量少用吸管，吃饭时尽量不要喝太多水，以避免让太多空气进入肠胃。同时，每天练习腹式呼吸，可能对胀气也有一定帮助。

8.18
如何兼顾减肥和养胃

在消化科医生的眼里，养胃的意思就是不要去做伤害胃的事情。胃有强大的自我修复功能，只要不伤害它，它就会自动慢慢修复。

众所周知，抽烟、喝酒、食用过量不好消化的食物、三餐不定、休息不好、压力过大等都会伤害胃。而医生对此的治疗方法就是，服用促进胃修复的药物，以及消除幽门螺杆菌。

由此我们不难知道，应该如何在减肥过程中尽量照顾好胃。

首先，最容易做到的，就是尽量固定用餐时间。

胃功能正常的人之所以可以做到轻断食，是因为即便胃在本该进食的时间段分泌了胃酸，但因为黏膜完好，所以空腹时虽然会有不适感，但也不至于感到疼痛。因此，身体才能适应较长的空腹期，并形成习惯。但如果胃已经处于亚健康状态了，那可能就要暂时放弃轻断食计划。

再次强调，如果胃是健康的，即使一天固定只吃两餐或只吃一餐，胃也会保持健康状态。

其次，如果肠胃消化功能较弱，尽量不要选择高膳食纤维的比较难消化的粗粮，即使在做体重管理，也更推荐吃细粮，降低肠胃的负担，但可以选择碳水后置。在吃优质蛋白质和脂肪类食物时，尽量把它们烹饪成比较容易消化的状态，比如炖成汤。大部分蔬菜都是可以吃的。除此之外，我再特别推荐几种养胃的食物。

- 卷心菜

卷心菜富含谷氨酰胺，而谷氨酰胺是常见的养胃食品和药品里的重要成分，是胃动力的来源。消化不好或胃不舒服的人多吃卷心菜会对肝好，肝好了，减肥也会变得容易一些。同时，卷心菜富含维生素E，有良好的抗氧化功效，可以修复损伤。

- 枸杞

枸杞富含枸杞多糖，有助于修复溃烂和抗氧化，提高身体对胰岛素的敏感度，所以枸杞对胃不好的人和想减肥的人都有帮助。关于多糖类，我还推荐芦荟多糖，它也是很多养胃产品里的常见成分，大家平常可以适量饮用一些芦荟汁。

- 胶原蛋白

这里的胶原蛋白不是指任何产品，而是指在一些肉汤或骨头汤里游离的氨基酸和胶原蛋白，它们对修复胃肠壁有很好的功效。

- 姜黄粉

姜黄粉对于修复胃肠壁、抵抗身体炎症、提高身体对胰岛素的敏感度等都有正向作用，所以我自己做饭时，只要有机会，就会加点姜黄粉。

最后，从生活习惯上来说，尽量做到不熬夜、不抽烟、不喝酒。避免在压力大的时候强迫性吃东西。因为主管消化的是副交感神经系统，而压力会刺激交感神经系统，所以在压力大的时候吃东西会给消化系统造成很大的负担，这也是现代高压人士经常肠胃不适的重要原因之一。

8.19
素食主义者应该如何减肥

不可否认，许多素食主义者其实并不瘦，且有数据显示，素食主义者的糖尿病发病率比非素食主义者要高。究其原因，就是素食主义者可能会摄入大量的粮食类碳水，进而造成了肥胖和血糖压力。

关于素食主义者减肥的具体方法，我有以下几个建议。

- **主食替换**

如果是米饭、面条、馒头爱好者，我建议把主食替换为糙米、土豆、紫薯、红薯等粗粮，或者也可以吃魔芋面。直观点说，如果魔芋面是100分，那么燕麦全麦就是40分，藜麦是60分，奇亚籽也是60分。

这样做的主要作用是尽量稳定血糖和胰岛素。

- **糖类替换**

素食主义者一般都不限食水果，但是水果中果糖含量很高，所以我建议尽量选择浆果类的水果来吃，如草莓、蓝莓、树莓、桑葚，或者柚子、柠檬、小番茄等，而一切口感很甜的水果都应该戒掉。

另外，可以选择甜菊糖或者赤藓糖醇、阿拉伯糖等代糖替换糖。

- 优化油脂

要将菜籽油、花生油、大豆油、玉米油等种子油替换成橄榄油、椰子油、牛油果油等果实油脂，因为它们的炎症负担更低，营养价值更高。

如果不是素食主义者，只是在食材上喜欢吃素食，那大可以用黄油、猪油等动物油脂烹饪，因为动物油脂性质更稳定，而且做菜也更香。

如果由于主食摄入量过少而导致总摄入热量低，那可以选择一些植物奶油、奶酪等来补足热量。

- **选择优质食材，补充必要营养素**

在蔬菜方面，最好的选择是绿叶菜、各种菌类以及海产蔬菜，可以适量摄入根茎类蔬菜。

对于想执行生酮饮食的素食主义者，我推荐的补充油脂的方法是喝防弹咖啡，因为其脂肪含量很高。或者在其他饮品中加入椰子油，或者搭配植物奶油、奶酪等一起食用。

素食主义者一定要更加重视蛋白质的摄入，坚果和豆类可以稍微多吃一些，其中花生、杏仁、核桃等所含的植物蛋白都是非常优质的。如果对豆类过敏或者吃豆制品容易胀气，那可以选择吃发酵的豆子，如豆豉或者纳豆等。

烹饪方式不限，但应尽量避免加工糖。不用刻意清淡，但要保证有足够的热量。

要注意补充营养素，像只有海鱼才具有的 ω-3脂肪酸等必需脂肪酸，或者动物肝脏中含量丰富的维生素A等，素食主义者可以选择服用营养补剂来获取。

最后，列个食材清单供大家参考。

- 优质蔬菜：菠菜、西葫芦、菜花、西蓝花、卷心菜、羽衣甘蓝、莴笋、空心菜、茄子以及各种食用菌菜。
- 海产蔬菜：海带、紫菜、裙带菜。
- 油脂：橄榄油、椰子油、牛油果油、亚麻籽油。
- 主食：魔芋、土豆、红薯等。
- 饮料：柠檬水、咖啡、椰子水、椰奶、杏仁奶、无糖饮料。
- 营养素：ω-3脂肪酸、钾、钙、铁、锌、镁、综合维生素B、维生素A、维生素D。

8.20
易瘦体质究竟是什么

这本书的最后一个答疑,我们来聊一聊易瘦体质究竟是什么。

客观来讲,易瘦分为两个层面:生理层面和认知层面。

生理层面的易瘦是指关于生长的激素指向易瘦。以最重要的胰岛素为例,胰岛素敏感度越高,就越易瘦。如果a和b两人同时吃同样多的馒头,a分泌10个单位胰岛素降血糖,b分泌5个单位胰岛素降血糖,那么b的胰岛素敏感度更高,他拥有更易瘦的体质。

胰岛素敏感度的训练前文已经讲过,通过低碳水饮食结合轻断食,让身体尽量少分泌胰岛素,就可以激发身体对胰岛素的敏感度。

生理上的易瘦体质,除了胰岛素,我认为还有炎症水平,慢性炎症水平越低的人,减肥越容易。

其他激素水平正常,比如没有瘦素/饥饿素水平的混乱,没有甲减的问题,也能让减肥更容易。

讲激瘦饮食的时候,提到过多吃高蛋白乙酰化酶的食物,如果体内乙酰化程度比较高,那身体也会倾向于易瘦。生酮饮食可以促进身体乙酰化。

而关于认知层面,以及认知指导下的行为层面的易瘦,我有以下几点和大家分享。

- 对食物的态度一定要不偏不倚，既不依赖食物，也不抗拒食物，和食物的关系要平和，学会在食物里找到乐趣并享受食物。
- 对食物的认知是科学的。要知道人体健康和食物需求的关系，能够辨别什么食物对健康有利且是人体需要的。
- 有稳定的食欲，不压抑它，也不放纵它，不暴食、不贪食，也不节食。

在科学的认知下正确饮食，能够自然感知饥饱，能够享受食物，是养成易瘦体质的重要前提。

虽然不是每个人一生下来就具备"随便吃什么、吃再多也不会胖"的基因，但没关系，这种天生而来的基因并不值得骄傲，而通过对食物、对身体健康的了解和认知，养成良好的生活和饮食习惯，在漫长的人生里好好对自己，且信心满满地知道自己不会长胖，才更值得骄傲，才是真正的易瘦体质。

总之，认知比基因对养成易瘦体质更重要。

附录

序号	食物名称	GI	序号	食物名称	GI
1	葡萄糖	100	25	馒头（全麦粉）	82
2	绵白糖	84	26	馒头（精制小麦粉）	85
3	蔗糖	65	27	馒头（富强粉）	88
4	果糖	23	28	烙饼	80
5	乳糖	46	29	油条	75
6	麦芽糖	105	30	稻麸	19
7	蜂蜜	73	31	米粉	54
8	胶质软糖	80	32	大米粥	69
9	巧克力	49	33	大米饭（粗米，糙米）	71
10	MM 巧克力	32	34	大米饭（粳米，糙米）	78
11	方糖	65	35	大米饭（籼米，精米）	82
12	小麦	41	36	大米饭（粳米，精米）	90
13	粗麦粉	65	37	黏米饭（含直链淀粉高，煮）	50
14	面条（强化蛋白质，细煮）	27	38	黏米饭（含直链淀粉低，煮）	88
15	面条（全麦粉，细）	37	39	黑米饭	55
16	面条（白细，煮）	41	40	速冻米饭	87
17	面条（硬质小麦粉，细煮）	55	41	糯米饭	87
18	线面条（实心，细）	35	42	大米糯米粥	65
19	通心面（管状，粗）	45	43	黑米粥	42
20	面条（小麦粉，硬，扁粗）	46	44	大麦（整粒，煮）	25
21	面条（硬质小麦粉，加鸡蛋，粗）	49	45	大麦粉	66
22	面条(硬质小麦粉,细)	55	46	黑麦（整粒，煮）	34
23	面条（挂面，全麦粉）	57	47	玉米（甜，煮）	55
24	面条（挂面，精制小麦粉）	55	48	玉米面（粗粉，煮）	68
			49	玉米面粥	50
			50	玉米糁粥	51

糖类

谷类及谷制品

谷类及谷制品

	序号	食物名称	GI		序号	食物名称	GI
谷类及谷制品	51	玉米饼	46	薯类、淀粉及制品	82	马铃薯粉条	13.6
	52	玉米片（市售）	79		83	马铃薯片（油炸）	60
	53	玉米片（高纤维，市售）	74		84	炸薯条	60
	54	小米（煮）	71		85	甘薯（山芋）	54
	55	小米粥	60		86	甘薯（红，煮）	77
	56	米饼	82		87	藕粉	33
	57	荞麦（黄）	54		88	茗粉	35
	58	荞麦面条	59		89	粉丝汤（豌豆）	32
	59	荞麦面馒头	67	豆类及豆制品	90	黄豆（浸泡）	18
	60	燕麦麸	55		91	黄豆（罐头）	14
	61	莜麦饭（整粒）	49		92	黄豆挂面（有面粉）	67
	62	糜子饭（整粒）	72		93	豆腐（炖）	32
	63	燕麦饭（整粒）	42		94	豆腐（冻）	22
	64	燕麦片粥	55		95	豆腐干	24
	65	即食燕麦粥	79		96	绿豆	27
	66	白面包	75		97	绿豆挂面	33
	67	全麦（全麦面包）	74		98	蚕豆（五香）	17
	68	面包（未发酵小麦）	70		99	扁豆	38
	69	印度卷饼	62		100	扁豆（红，小）	26
	70	薄煎饼（美式）	52		101	扁豆（绿，小）	30
	71	意大利面（精制面粉）	49		102	扁豆（绿，小，罐头）	52
	72	意大利面（全麦）	48		103	小扁豆汤（罐头）	44
	73	乌冬面	55		104	利马豆（棉豆）	31
	74	饼干（小麦片）	69		105	利马豆（加5克蔗糖）	30
薯类、淀粉及制品	75	马铃薯	62		106	利马豆（加10克蔗糖）	31
	76	马铃薯（煮）	66		107	利马豆（嫩，冷冻）	32
	77	马铃薯（烤）	60		108	鹰嘴豆	33
	78	马铃薯（蒸）	65		109	鹰嘴豆（罐头）	42
	79	马铃薯（用微波炉烤）	82		110	咖喱鹰嘴豆（罐头）	41
	80	马铃薯（烧烤，无油脂）	85		111	青刀豆	39
	81	马铃薯泥	87		112	青刀豆（罐头）	45

	序号	食物名称	GI
豆类及豆制品	113	豌豆	42
	114	黑马诺豆	46
	115	黑豆汤	46
	116	四季豆	27
	117	四季豆（高压处理）	34
	118	四季豆（罐头）	52
	119	芸豆	24
蔬菜类	120	甜菜	64
	121	胡萝卜（金笋）	71
	122	南瓜（倭瓜、番瓜）	75
	123	麝香瓜	65
	124	山药（薯蓣）	51
	125	雪魔芋	17
	126	芋头（蒸芋友/毛芋）	48
	127	朝鲜笋	15
	128	芦笋	15
	129	绿菜花	15
	130	菜花	15
	131	芹菜	15
	132	黄瓜	15
	133	茄子	15
	134	鲜青豆	15
	135	莴笋（各种类型）	15
	136	生菜	15
	137	青椒	15
	138	西红柿	15
	139	菠菜	15
	140	胡萝卜（煮）	39
	141	苹果	36
	142	梨	36
	143	桃	28

	序号	食物名称	GI
水果类及水果制品	144	桃（罐头，含果汁）	30
	145	桃（罐头，含糖浓度低）	52
	146	桃（罐头，含糖浓度高）	58
	147	杏干	31
	148	杏罐头，含淡味果汁	64
	149	李子	24
	150	樱桃	22
	151	葡萄	43
	152	葡萄干	64
	153	葡萄（淡黄色，小，无核）	56
	154	猕猴桃	52
	155	柑（橘子）	43
	156	柚	25
	157	巴婆果	58
	158	菠萝	66
	159	芒果	55
	160	芭蕉（甘蕉、板蕉）	53
	161	香蕉	52
	162	香蕉（生）	30
	163	西瓜	72
	164	哈密瓜	70
	165	枣	42
	166	草莓酱（果冻）	49
种子类	167	花生	14
	168	腰果	25
	169	牛奶	27.6
	170	牛奶（加糖和巧克力）	34

	序号	食物名称	GI
乳类及乳制品	171	牛奶（加入工甜味剂和巧克力）	24
	172	全脂牛奶	27
	173	脱脂牛奶	32
	174	低脂奶粉	11.9
	175	降糖奶粉	26
	176	老年奶粉	40
	177	克糖奶粉	47.6
	178	酸奶（加糖）	48
	179	酸乳酪（普通）	36
	180	酸乳酪（低脂）	33
	181	酸乳酪（低脂，加入工甜味剂）	14
	182	豆奶	19
	183	冰激凌	51
	184	酸奶（水果）	41
	185	豆奶	34
速食食品	186	大米（即食，煮1分钟）	46
	187	大米（即食，煮6分钟）	87
	188	小麦片	69
	189	燕麦片（混合）	83
	190	荞麦方便面	53
	191	即食羹	69
	192	营养饼	66
	193	全麦维（家乐氏）	42
	194	可可米（家乐氏）	77
	195	卜卜米（家乐氏）	88
	196	比萨饼（含乳酪）	60
	197	汉堡包	61
	198	白面包	88

	序号	食物名称	GI
速食食品	199	面包（全麦粉）	69
	200	面包（粗面粉）	64
	201	面包（黑麦粉）	65
	202	面包（小麦粉，高纤维）	68
	203	面包（小麦粉，去面筋）	70
	204	面包（小麦粉，含水果干）	47
	205	面包（50%~80%碎小麦粒）	52
	206	面包（75%~80%大麦粒）	34
	207	面包（50%大麦粒）	46
	208	面包（80%~100%大麦粉）	66
	209	面包（黑麦粒）	50
	210	面包（45%~50%燕麦麸）	47
	211	面包（80%燕麦粒）	65
	212	面包（混合谷物）	45
	213	新月形面包	67
	214	棍子面包	90
	215	燕麦粗粉饼干	55
	216	油酥脆饼干	64
	217	高纤维黑麦薄脆饼干	65
	218	竹芋粉饼干	66
	219	小麦饼干	70
	220	苏打饼干	72
	221	格雷厄姆华饼干	74
	222	华夫饼干	76
	223	香草华夫饼干	77
	224	膨化薄脆饼干	81

	序号	食物名称	GI
速食食品	225	闲趣饼干（达能）	47
	226	牛奶香脆饼干（达能）	39
	227	酥皮糕点	59
	228	爆玉米花	55
饮料类	229	苹果汁	41
	230	水蜜桃汁	33
	231	巴梨汁（罐头）	44
	232	波萝汁（不加糖）	46
	233	柚子果汁（不加糖）	48
	234	橙汁（纯果汁）	50
	235	橘子汁	57
	236	可乐饮料	40
	237	芬达软饮料	68
	238	啤酒（澳大利亚产）	66
	239	冰激凌	61
	240	冰激凌/低脂	50
	241	馒头＋芹菜炒鸡蛋	49
	242	馒头＋酱牛肉	49
	243	馒头＋黄油	68

	序号	食物名称	GI
混合膳食及其他	244	饼＋鸡蛋炒木耳	48
	245	饺子（三鲜馅）	28
	246	包子（芹菜猪肉馅）	39
	247	硬质小麦粉肉馅馄饨	39
	248	牛肉面	89
	249	米饭＋鱼	37
	250	米饭＋芹菜炒猪肉	57
	251	米饭＋炒蒜苗	58
	252	米饭＋蒜苗炒鸡蛋	68
	253	米饭＋红烧猪肉	73
	254	玉米粉加入人造黄油（煮）	69
	255	猪肉炖粉条	17
	256	西红柿汤	38
	257	二合面窝头（玉米面＋面粉）	65
	258	牛奶蛋糊（牛奶＋淀粉＋糖）	43
	259	黑五类粉	58

注：数据来源于《中国食物成分表标准版（第6版第一册）》。